U0218427

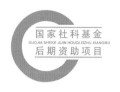

国家社科基金
后期资助项目
GUOJIA SHEKE JIJIN HOUQI ZIZHU XIANGMU

健康大数据产业发展与隐私规制

Health Big Data Industrial Development
and Privacy Regulation

王忠　钟瑛　著

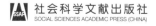

社会科学文献出版社
SOCIAL SCIENCES ACADEMIC PRESS (CHINA)

国家社科基金后期资助项目
出版说明

后期资助项目是国家社科基金设立的一类重要项目，旨在鼓励广大社科研究者潜心治学，支持基础研究多出优秀成果。它是经过严格评审，从接近完成的科研成果中遴选立项的。为扩大后期资助项目的影响，更好地推动学术发展，促进成果转化，全国哲学社会科学工作办公室按照"统一设计、统一标识、统一版式、形成系列"的总体要求，组织出版国家社科基金后期资助项目成果。

全国哲学社会科学工作办公室

序

近十年来，大数据的开发、分析、利用，成为时代的一股潮流。在这股潮流之中，医疗和健康大数据又受到了全球和我国社会特别的关注。本书是这股大潮之中，对于国内外健康大数据的理论和实践有大量且比较深入的研究，同时，又做出了细致分析和前瞻性思考的一项成果。

本书着眼于大数据应用中两个互相制约的命题，一个是大数据理应带来大数据产业的发展，造福人类社会；另一个则是大数据必须保护个人隐私，确保个人权益得到尊重。这种互相制约，在健康大数据中尤为显著。处理好这两个既互相制约，又无法回避、看似矛盾的命题，依靠什么？二位作者提出了"平衡应用、产业发展与隐私保护，构建隐私规制体系"的解决方案。

本书重点研究了健康大数据发展中的三种关键数据，即健康记录、基因数据、可穿戴设备收集的数据。

技术进步和行业竞争加剧，导致基因测序价格不断下降，基因测序进入寻常百姓家，基因大数据的数据基础和产业生态正在形成。在国家层面，基因技术成为新一轮科技革命的引擎之一，但其带来的潜在风险也日益受到关注。作者通过问卷调查和研究发现，国人对于基因隐私的认识明显有待提高。作者认为，基因数据既是自己的，也不是自己的；其所蕴含的信息，也属于家庭、家族、国家，乃至整个人类。因此，个人是否对基因数据有完全的处置权，权利的边界在哪里，是值得深思的问题。

歧视是导致社会割裂的重要因素。随着基因测序的普及，基因歧视带来的社会危害难以估量。作者的问卷调查发现，48.4%的受调查者对基因歧视表示担忧。受调查者认为婚恋、就业和保险可能是基因歧视发生最为频繁的领域。人们担心在学校的招生录取方面，拥有某些基因的人群可能被剥夺受教育的机会，或者在教育竞争中受到不公平的待遇。人们担心在日常交友、集会、社团活动中，拥有某些基因的人群可能会受到排斥或者敌视，如不少媒体报道的、所谓的犯罪基因。这类歧视，有可能使某些群体被社会孤立，从而形成社会鸿沟。有人担心生育方面可能滥用基因技术。贺建奎事件使得人们对基因编辑深怀不安。有人担心某些基因携带者可能被剥夺生育权利，或者一些胚胎被人为干预进行基因编辑。也有人担心富人在生育阶段就进行干预，孕育更加优秀的后代，他们的后代赢在了起跑线上，却加大了社会的贫富分化和不公平。有人担心体育竞技中的基因歧视。有受调查者提出，各类体育竞技可能根据基因来选拔后备选手，不具备某些基因的人则可能被剥夺参与该项体育赛事的原始权利。为此，书中提出了对于基因数据使用的规制建议。

可穿戴设备在健康领域的应用越来越广泛，通过绑定手机 App，采集的健康数据类型越来越多，规模也越来越大。尤其是针对老人、儿童、孕妇、病患等特殊人群，可穿戴设备的应用更为普遍。可穿戴设备的本意是为用户提供健康或安全监护方面的需求服务，但是，一旦出现数据泄露，反而会将这些用户，特别是特殊用户群体，置于危境之中。因此，作者提出相关的数据保护规范需要尽快建立。本书分析了数据流通的各个阶段，并分别提出了各阶段数据保护的重点，具有一定的参考价值。

随着柔性材料技术的不断突破，可穿戴设备在健康领域的应用可望进一步拓宽和深入，可穿戴设备收集的数据规模、质量和应用价值都有可能迈上一个新的台阶。届时，会有更多的问题浮上台面，如监测数据是否可交易，在什么条件下可交易；或者，作为金融衍生品的标的，是否可用于推动数据期货、数据期权的交易；等等。

本书提出的许多政策建议，有些已经在实施探索之中，如隐私泄露举报机制；有些已经在小范围内试用，如检查通报机制。有些措施，实施起来可能会有较大的困难，如"研究制定健康数据匿名化处理的标准规范"。目前，国内外很多科研团队在进行这方面的技术攻关，虽然取得了一些进展，但是标准规范的正式出台尚需时日，规范还需要不断地健全和完善。此外，本书还讨论了设置专门的数据保护机构，以确保健康大数据的规制实施和数据的安全应用。至于采用哪种方式，是借鉴欧盟还是日本，是建立综合性的数据保护机构，还是建立健康数据的专门保护机构，都可以进一步深入研究。

本书内容非常丰富。除了上面提及的一些重要专题之外，还介绍了围绕关键数据形成的重要应用，分析了围绕某些应用形成的产业，分析了产业链的结构及商业模式，并展望了细分行业的发展前景。本书提出了很多有启发性的观点或者分析视角，有助于读者了解健康大数据产业发展和隐私保护全景。本书还列举了大量的参考文献，可供有兴趣的读者查阅。本书的可读性很强，技术与产业界或者监管部门的读者在读后都将有所裨益。

王忠博士刻苦好学，笃志心虚，敏于思考，多年来辛勤耕耘于信息化的广袤天地之中，成就优异。早在十年前，当王忠博士还在工业和信息化部电子科学技术情报研究所（现国家工业信息安全发展研究中心）工作时，我就和王忠博士有过工作上的交集，并曾委托他做过一些课题研究。他和钟瑛两位博士通过大量的文献阅读、实地走访、问卷调查、深入思考，方得以完成这个重要的研究项目，形成出色的研究成果，从中可以看出他们的付出不菲。正因为如此，他们才能够为业界、学界和监管部门的读者，献上一本颇有参考价值的著作。

借本书出版之际，在向二位作者表示祝贺的同时，也希望他们能够在这个领域以及其他相关领域，继续深入地开展研究和探索，为社会提供更多高质量的研究成果。

周宏仁

2020 年 12 月 2 日于北京

摘　要

　　本书以健康大数据产业发展和隐私规制为核心，首先梳理了国内外理论研究动态，介绍本研究的切入点；随后介绍健康大数据发展中的 3 种关键数据，即健康记录、基因数据、可穿戴设备收集的数据，分析其应用价值和存在问题；进而介绍围绕这些关键数据形成的重要应用，包括医疗、健康相关公共事务，健康保障与金融，个人健康管理；围绕部分应用形成的产业，分析产业链结构及商业模式，并展望细分行业发展前景；最后，为了平衡应用、产业发展与隐私保护，构建隐私规制体系。书中主要观点如下。

　　医疗数据共享应作为发展健康大数据的重点任务之一。目前我国医疗数据共享水平整体偏低，区域人口健康信息平台作为数据共享的重要载体，建设进度慢。建议逐步统一信息标准，通过 PPP 模式筹措资金，探索可持续的商业模式，加快平台建设，推动医疗数据共享。

　　基因数据的规制应进行前瞻性布局。随着基因技术的迅猛发展，基因数据的应用越来越广泛。然而，人们对于基因隐私风险缺乏深刻的认识。基因数据一旦泄露，其影响将波及整个种群，延及子孙后代。应通过多种渠道和方式，提高人们的基因隐私意识，防范基因歧视造成的社会割裂。基因产业发展迅猛，将影响人类社会的方方面面。因此要加强对行业的监管，不仅通过法律法规进行约束，还应建立伦理审查机制，防止有悖人伦的技术应用泛滥。

　　加强健康可穿戴设备相关的隐私规制。随着健康管理理念的深入，作为健康管理的重要工具，可穿戴设备正在迅速普及。其所收集的健康数据的规模和涵盖的用户群体很快会超过传统的医疗数据，然而对于其数据收集和使用的规制相对滞后。尤其对残疾、老年、婴幼儿等特殊人群而言，可装戴设备使用率更高，应设计更为严格的数据保护制度。

　　建立健全精细化的医保控费机制。人口老龄化使得医保支出压力逐年增大，在健康大数据利用的基础上，可以采用 DRGs 针对诊断类型进行控费；另外，也可以采用激励性费率，如降低吸烟酗酒者的报销比例，降低记录良好者的保费。

构建健康大数据隐私规制体系。健康大数据产业蓬勃发展，同时也面临着技术变革、政策变化、市场竞争所带来的多重挑战。无论是法律规制还是行政监管，都难以跟上实践发展的步伐。在这种情况下，健康大数据的开发只能在局部领域推进，但资本和研发力量的犹豫和观望将可能使中国错失良机。本书在对欧盟、美国、日本的规制体系进行比较研究的基础上，提出可以构建"法律规制＋行政监管＋行业自律＋用户参与"的隐私规制体系。

目　录

第一篇　理论基础

第二篇　关键数据

第四篇　产业发展

第五篇　隐私规制

第一章 引言

大数据在健康领域的应用日益广泛和深入，必将为中国乃至全球健康产业带来一场大变革，开创新的产业格局，提供无数新机遇。健康大数据产业发展意义重大，宏观方面，新技术、新产业为发展转型中的中国经济提供新动能，有利于提高国家在健康领域的核心竞争力；中观层面，深度影响健康市场格局，有利于形成产业新生态，增加企业创新活跃度；微观层面，与个人健康、医疗保险、健康消费等日常生活息息相关。然而，由于个人健康数据具有高度敏感性，数据使用存在存储零散、标准不一、质量参差不齐等问题，且健康大数据行业发展面临法律滞后、监管缺位、道德和伦理等方面的顾虑，产业部门在此领域进行研发投入时十分谨慎。尽管我国健康数据资源丰富，健康大数据产业的发展却落后于先发国家。针对这些障碍，应研究有效的解决措施，才能充分利用大数据提供的机遇。

第一节 研究背景

近年来，大数据在各个行业和领域的应用不断深化，数据作为基础性战略资源的地位日益凸显。在众多数据资源中，健康数据尤为引人注目。在"健康中国"战略的引领下，整个社会对健康大数据寄予厚望。中国健康大数据发展面临前所未有的机遇，市场空间巨大，应用场景众多。

一 人口老龄化需要健康大数据优化供给

我国已经开始进入老龄化社会，并且人口老龄化不断加速。到2018年末，中国60周岁及以上人口逾2.49亿，占总人口的17.9%。预计到2025年，中国60周岁及以上人口将超过3亿，占比约为21%；预计到

2050 年将达到 4.34 亿，占比约为 31%①。

密歇根大学 Berhanu Alemayehu 等学者综合了蓝十字保险公司密歇根州 375 万名客户的索赔数据、医疗保险当前受益人数据、密歇根死亡率数据库和密歇根养老院患者的数据，研究了医疗支出生命周期分布情况。研究发现：终生医疗支出近一半是在老年期间（大于 60 岁）发生的；对于年龄在 85 岁以上的老人来说，剩余年份的医疗支出将超过终身支出的三分之一。[1]

鉴于我国人口迅速老龄化，医疗及养老服务的需求将随之激增。需求快速增长会产生两方面的影响：一方面，它将构建一个庞大的产业体系，刺激产业规模迅速扩张；另一方面，供需缺口的形成，促使整个社会积极探索更高效的产品供给方式和服务提供方式。产业部门积累的数据资源将日益丰富，产业部门的持续发展也有赖于利用这些数据资源提高产出效率。大数据的应用将有力地支撑产业发展。

二 居民基本医疗保险制度需要健康大数据协助完善

国家医疗保障局会同财政部、人力资源和社会保障部、国家卫生健康委员会联合印发的《关于做好 2018 年城乡居民基本医疗保险工作的通知》指出，2019 年全国范围内统一的城乡居民医保制度全面启动实施。一方面，为了实现基本医疗服务均等化，国家的相关政策将陆续实施，如分级诊疗、异地结算、健康扶贫等。对于一个巨量人口的国家，这些都需要大数据的后台支撑。另一方面，涉及 14 亿人口的医保数据本身就是一座大金矿。在大数据环境下，无论是公共卫生政策、疾病防控、新药研发，还是个人健康管理领域，都可能从这些数据中获得有价值的发现和红利。

三 健康理念的变化带来了需求增长

除人口老龄化之外，推动大健康产业发展的另一重要驱动力来自人口的代际更替所带来的健康理念的转型。诚如《百岁人生：长寿时代的

---

① 2050 年中国老年人口或超总人口三成 2050 年中国老龄化严重到什么程度？[EB/OL]. http://www.chinairn.com/news/20191010/101557602.shtml，2019 - 12 - 02.

生活和工作》所断言，21 世纪初出生的人有 50% 的概率能活到 100 岁。[2] 预期寿命的不断延长，促使人们的健康理念发生重大改变。首先，健康消费占消费支出的比重将不断提高。在人过七十古来稀的寿命预期心态下，很多五六十岁的人只要有大病，就认为大限将至，随时准备撒手人寰，从而不愿意在健康方面投入太多。在百岁人生的心态下，在五六十岁较易得病的年龄，会投入大量资金用于预防及治疗。无论是早期的健康管理还是随后的精准医疗，都需要大数据的技术支持。这些需求将推动健康大数据的迅猛发展，可能打造出万亿级的市场，并培育出大量的独角兽企业。

四　科技进步带来了技术支撑

相关学科和领域技术的不断突破，给生物、医疗、信息、经济等跨学科、跨领域的健康大数据应用提供了技术支撑。

一是以基因技术为代表的生命科学不断取得突破性成果，预计由此带动的健康大数据相关产业在未来一二十年会取得快速发展乃至革命性突破。

二是信息技术及人工智能发展对未来医疗的供给方式产生影响。这轮信息化浪潮持续时间之久、影响程度之大，始料未及。目前，信息技术特别是基于大数据分析的人工智能仍在不断突破，医疗健康是人工智能的重要应用领域。在数据可靠的条件下，医疗人工智能在影像领域的诊断准确率已超越多数医生。由此可见，中国的健康大数据有可能凭借 IT 技术研发、技术整合优势实现弯道超车。

五　健康大数据产业成为政府发展经济的重要抓手

为了在国际竞争中占有一席之地，中国的健康产业一方面参考借鉴发达国家的经验，从国外引入先进的模式、技术和设备；另一方面利用人口红利和后发优势，加速大数据在健康领域的应用，不断摸索新模式、推出新产品。

地方政府对健康产业发展也寄予厚望。在经济新常态背景下，地方政府努力保持经济稳定增长，往往将创新驱动和产业升级作为首要选择，一、二线城市都在布局健康产业园区，给相关企业集聚发展创造条件。

第二节　研究目的

"健康大数据"是当下炙手可热的一个话题，与之相关的表述还有"医疗大数据"及"健康医疗大数据"。严格来说，这些概念有一些区别。由于广义的健康数据包含医疗数据，本书主要使用"健康大数据"这个概念。

健康大数据是多种类型、多种来源的与健康相关的数据的组合。从数据控制者的维度来看，有些数据的控制者是法人，如某医院的医疗数据；有些数据的控制者是个人，如某人的体检数据。从数据的来源来看，部分数据来自医院或者其他健康服务提供商，还有一部分数据来自个人，如可穿戴设备产生的数据。从数据的内容来看，有些数据十分敏感，如个人基因数据，有些数据进行了脱敏处理，如区域人口健康信息平台上的数据。无论其控制者、来源、内容等有何不同，个人健康数据都可能涉及隐私。因此，在发展健康大数据产业的同时，要注重对个人隐私的保护。

健康大数据产业蓬勃发展，同时也面临着技术变革、政策变化、市场竞争所带来的多重挑战。无论是法律规制还是行政监管，都难以跟上实践发展步伐。发展健康大数据产业，相关法规突破和规制体系的构建尤为关键且亟待解决。否则，健康大数据开发只能在局部推进，且进展缓慢。资本和研发力量的犹豫和观望将可能使中国错失良机。

因此，本书旨在研究重要的个人健康数据类型、健康大数据关键的应用领域、产业链及商业模式，并构建隐私规制体系，以平衡产业发展与隐私保护，促进相关各方快速形成整合健康资源的能力，培育良好的产业生态体系，支撑经济社会转型。

第三节　研究框架

本书以健康大数据产业发展和隐私规制为核心，分析当前国内外理论发展动态，梳理国内外相关的监管经验，从保护隐私和促进产业发展的视角提出监管的措施和建议。具体的研究框架如图1-1所示。研究主要分为五部分：首先梳理了国内外理论研究动态，介绍本研究的切入点；随后介绍健康大数据发展中的 3 种关键数据，分析其应用价值和存在问题；进而介绍围绕这些关键数据形成的重要应用，其中有些公益性较强的应用可能难以形成产业，有些尚处于研发测试阶段的应用暂时还没形成产业；再分析围绕部分应用形成的产业，分析产业链结构及商业模式，并展望细分行业发展前景；最后，为了平衡应用、产业发展与隐私保护，构建隐私规制体系。

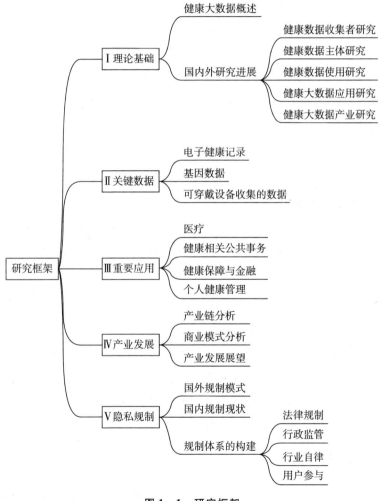

图 1-1　研究框架

一　理论基础

介绍健康大数据的定义、类型、来源及特点，并从健康数据收集者研究、健康数据主体研究、健康数据使用研究、健康大数据应用研究和健康大数据产业研究等角度梳理了国内外理论研究动态及关键的研究结论。

二　关键数据

主要研究健康大数据中至关重要的 3 种数据，介绍国内外应用现状及规制措施，分析我国应用现状、困境及措施。

（一）电子健康记录

这是健康大数据的基础性数据，数据规模大，而且质量可靠。本书介绍了先发国家和我国电子健康记录（Electronic Health Record，EHR）应用的基本情况，分析了其使用价值，研究了数据使用过程中存在的主要问题。

（二）基因数据

基因数据的应用近年来处于道德、伦理和法律争论的风口浪尖。本书介绍了基因数据的使用价值。通过问卷调查，研究了国人对基因隐私的了解程度、分享意愿及对基因歧视的态度。最后分析了基因数据使用存在的主要问题。

（三）可穿戴设备收集的数据

以可穿戴设备为代表的物联网应用越来越广泛，尤其通过绑定手机App，采集的健康数据类型越来越多，规模越来越大，而目前缺乏有效的规制，存在隐私泄露的风险。本书介绍了可穿戴设备收集的数据的使用价值，并分析了数据使用存在的主要问题。

三　重要应用

健康大数据应用越来越广泛和深入，有些已经探索出了有效的商业模式，形成了一定的产业体系；有些主要服务于公共利益；还有些正处于试验阶段，但前景可期。本书主要介绍以下应用领域。

（一）医疗

本书主要介绍医疗机构和医疗服务方面的健康大数据应用，包括人工智能辅助治疗、开展精准医疗的临床研究、医疗器械研发、药物研发等，并研究健康大数据应用的典型案例及面临的挑战。

（二）健康相关公共事务

本书介绍了健康大数据在疾病防治、疫情预警方面的应用，也分析了应用大数据进行卫生应急处置的现状及前景。

（三）健康保障与金融

本书介绍了健康大数据在医保支付方式、医保支付监管、商业健康保险和控制药物支出方面的应用。

（四）个人健康管理

本书介绍了个人健康管理方面的大数据应用，包括个人慢性病管理、安全监护、运动健康等，并介绍了一些典型案例，分析了应用的前景与挑战。

四 产业发展

从产业视角分析健康大数据的发展，分析产业链重要环节和典型商业模式，并分析了产业发展趋势。

（一）产业链分析

本书分析了健康大数据产业链总体情况，并对主要环节的产业上下游发展情况进行了分析，具体包括医疗卫生服务、健康科研、健康促进服务、健康保障与金融服务和智慧健康技术服务。

（二）商业模式分析

应用 Osterwalder 的商业模式分析框架，将商业模式划分为以健康服务为中心、以健康数据为中心和以健康大数据技术服务为中心三大类，分析了各个模式中的典型企业案例。

（三）产业发展展望

本书分析了健康大数据产业生命周期的总体情况，并对处于导入期和大量进入期的前景较好的细分行业进行了展望。

五 隐私规制

本书介绍了欧盟、美国、日本等国家和地区的健康大数据隐私规制模式，梳理了目前国内的主要政策法规，构建了健康大数据隐私规制框架，即"法律规制＋行政监管＋行业自律＋用户参与"，并对这四大功能模块的关键措施进行了研究。

（一）国外规制模式

对欧盟、美国、日本的规制体系进行了比较研究，介绍了三者的主要目标、主要内容及对这些规制体系的一些反思。

（二）国内规制现状

本书梳理了我国促进健康大数据产业发展及隐私保护的法律法规及政策措施，分析了隐私规制中的难点问题。

（三）规制体系的构建

法律规制方面，重点应完善知情同意机制。目前，医疗机构在数据采集过程中，存在着用户授权机制不完善，甚至缺失的问题。可穿戴设备、基因测序行业也存在这方面的问题。健康数据的收集、使用应确保患者知情且同意，才能避免数据使用的法律风险。

行政监管方面，建议设置专门机构，建立健全检查通报机制、隐私泄露举报机制，督促收集者规范数据收集、存储、使用等行为。与此同时，尽快研究制定健康数据匿名化处理的标准规范，加强现有标准实施力度，推进监督审查标准规范执行情况。

行业自律方面，首先，加大授权力度，以增强个人健康数据行业协会产生与发展的动力、活力；其次，在法律滞后的背景下，借鉴美国行业协会发展的经验，建立全面系统的行业规范；最后，加强社会公众或非政府组织作第三方监管的功能，提高个人健康数据行业自律的动机。

用户参与方面，鼓励以行业协会为主体，借助媒体、非营利组织等社会力量，开展用户隐私教育及培训，提高广大人民群众对健康数据的科学认识，合理保护和利用个人健康数据，在数据主体与数据持有者之间形成良性互动。

第四节 研究方法

本书需要综合运用信息学、卫生经济学、社会学和管理学等相关学科的理论知识，主要方法如下。

一 文献分析法

本书首先对健康大数据产业的相关文献进行梳理总结，厘清国内外研究视角、范围、进展以及当前的热点领域。并对相关领域的研究成果和结论进行综述分析，结合本书的最终目的提出切入视角、理论框架与研究方法。

二 案例研究法

选取国内外健康大数据产业的成功案例作为样本，既有企业案例，又有政府部门或者产业园区的案例，进行系统的分析、评价、归纳、总结，为实现本书的研究目标提供基础与支撑。

三 问卷调查法

通过在线平台发放调查问卷，调查人们对基因隐私的了解程度、基因数据分享意愿、对基因歧视的态度等。通过一手数据的统计分析，提出相应的措施建议。

四 访谈法

前往各级政府主管部门及企业进行访谈，包括国家和地方的卫生健康委员会、医院及卫生健康信息技术企业、保险公司等，就健康大数据发展现状、前景、面临的问题等咨询相关负责人的看法和意见。

五 实地调研

前往产业园区、医院、企业等，调研健康大数据园区的发展现状、国家试点的健康医疗大数据中心建设情况、医院信息系统建设情况等，收集一手资料。

六　比较分析法

对国内外健康大数据产业发展、规制模式等进行比较分析，根据我国的实际情况，总结经验及教训。

第五节　研究创新

目前，社会各界都关注到了健康大数据的巨大前景。然而，由于数据的敏感性，创新投入仍然处于观望状态。现有的研究也较多关注健康大数据的技术研发，大规模应用始终受困于隐私枷锁。希望通过本书的研究，能探索出平衡产业发展与隐私保护的发展路径，释放健康大数据的巨大潜能。本书可能在以下方面形成创新。

一　基因隐私态度研究

结合国人的文化和观念特点，通过问卷调查的方式，对人们的基因隐私态度、基因数据分享意愿、对基因歧视的态度等情况进行研究，丰富了该领域的研究文献。

二　健康大数据产业链分析

健康大数据是在医疗健康领域中全面聚集和利用大数据的新兴领域。通过对利益相关者的访谈和调研，指出医疗卫生服务、健康科研、健康促进服务、健康保障与金融服务和智慧健康技术服务等环节共同构成健康大数据的产业链，并对各环节进行了深入分析。

三　健康大数据隐私规制体系构建

在对欧盟、美国、日本的规制体系进行比较研究的基础上，提出"法律规制＋行政监管＋行业自律＋用户参与"的隐私规制体系，并对四大功能模块进行了分析。

第一篇　理论基础

随着信息技术应用的深入，健康行业现在获得的数据越来越多。面对健康数据规模大、更新速度快、类型多样和准确度要求高的挑战，卫生健康系统需要采用大数据技术来收集、存储和分析这些信息，从而发现新的知识，实现创新突破。健康数据的收集、使用以及与健康大数据相关的应用、产业发展成为理论界研究的热点。本篇将介绍相关概念，梳理国内外相关领域的理论研究动态，在综合评述的基础上指出本书的切入点。

第二章　健康大数据概述

健康大数据涵盖了健康管理、疾病诊疗、疾病预防、医药研发等多个领域，数据来源于医院、诊所、检验机构、体检机构、科研机构等，涉及所有人群，是国家重要的基础性战略资源，也是个人健康和疾病防控的数据宝藏。[3]本章主要对健康大数据的概念、类型、来源和特点进行介绍。

第一节　健康大数据定义

"健康大数据"目前尚没有通行的定义。在界定该概念之前首先介绍"健康数据"和"大数据"的定义。

一　健康数据

我国官方文件中与"健康数据"最为接近的定义是"人口健康信息"。2014年国家卫生和计划生育委员会（现为国家卫生健康委员会，以下简称国家卫计委）在《人口健康信息管理办法（试行）》中对"人口健康信息"进行了定义：人口健康信息是指依据国家法律法规和工作职责，各级各类医疗卫生计生服务机构在服务和管理过程中产生的人口基本信息、医疗卫生服务信息等人口健康信息。参照"人口健康信息"的定义，"健康数据"主要是指个人免疫、体检、门诊、住院等健康活动所产生的数据。

被广泛参照的欧盟《通用数据保护条例》（General Data Protection Regulation，GDPR）在第4条第15款中定义了健康数据：与自然人的身心健康有关的个人数据，可以表明数据主体在过去、现在或未来的身体或心理健康状态的信息。

综合以上定义可以发现，健康数据与个人健康状况相关，与个人医疗保健活动相关。健康数据包括各种个人健康状况数据，如病史、医学意见、诊断和临床治疗、体格检查数据、测试结果、医疗设备数据，也包括个人在享受医疗保健服务时产生的各种数据，如在注册或获得治疗时提供的个人信息，以及有关医疗项目的提醒、消费记录等。随着可穿戴设备等物联网智能产品的普及，广义上的"健康数据"还可延伸至个人使用健康医疗移动应用而产生的数据；[4] 狭义的"健康数据"则以卫生服务机构的数据为主。因此，本书中的"健康数据"采用广义定义，如果描述狭义的"健康数据"则用"医疗数据"。

二　大数据

被广泛传播的"大数据"定义是由知名咨询机构麦肯锡给出的：一种规模大到在获取、存储、管理、分析方面大大超出了传统数据库软件工具能力范围的数据集合。① 随着"大数据"一词使用范围不断扩展，它已经不仅仅是指数据集，也指一种数据收集、处理和应用相关的技术解决方案。②

三　健康大数据

2018 年，国家卫生健康委员会（以下简称国家卫健委）出台的《国家健康医疗大数据标准、安全和服务管理办法（试行）》是中国医疗大数据发展史的一次"里程碑"。该办法第四条规定"本办法所称健康医疗大数据，是指在人们疾病防治、健康管理等过程中产生的与健康医疗相关的数据。"该官方定义将健康医疗大数据视为数据集，而且将"健康"和"医疗"合并使用。广义的健康数据包括医疗数据，因此健康大数据也包括了医疗大数据。

如"大数据"定义所述，大数据不仅仅是数据集，也是一种数据收集、处理和应用的技术解决方案，因此本书定义"健康大数据"为，既

---

① MANYIKA J, CHUI M, BROWN B. Big data：The next frontier for innovation, competition, and productivity [EB/OL]. https：//www. mckinsey. com/business-functions/mckinsey-digital/our-insights/big-data-the-next-frontier-for-innovation，2018 – 09 – 01.

② The Importance of 'Big Data'：A Definition [EB/OL]. https：//www. gartner. com/en/documents/2057415/the-importance-of-big-data-a-definition，2018 – 08 – 31.

指大规模、结构复杂或更新速度快的健康数据集合，也指应用大数据技术对健康数据集合进行分析挖掘的一种技术解决方案。

第二节 健康大数据类型

对于健康大数据的类型，基于对"健康数据"的广义和狭义理解，现有文献有两种划分方法。

一 医疗视角的狭义的划分方法

基于狭义的健康数据的定义，现有文献有不同的类型划分方法，具有代表性的划分方法有以下几种。

Auffray 等认为健康大数据类型主要包括生理、行为、分子、临床、化验、医学成像、疾病管理、药物处方历史、营养或运动参数数据。[5]

Miller 认为健康大数据有两大来源，一是基因组学驱动的大数据，包括基因分型、基因表达、测序数据；二是来自付款人和供给方的大数据，包括电子健康记录、保险记录、药房处方、患者反馈和反应。[6]

前者从医学视角划分，主要是治疗相关的数据。后者从医学角度确认了基因组学数据，又从医院经营的视角，确认了有关医疗支出的经济类数据和医疗保险数据。

二 大健康视角的广义的划分方法

基于广义的健康数据的定义，现有文献也有不同的类型划分方法。具有代表性的划分方法有以下几种。

Swan 将健康大数据类型分为以下几种：①从电子病历（Electronic Medical Record，EMR）获得的传统医学数据、药物治疗史和实验室报告，这有助于更好地了解疾病结果和优化医疗保健服务；②组学数据，包括基因组学、微生物学、蛋白质组学和代谢组学，有助于理解疾病的机制并加速医学治疗的个性化；③来自社交媒体、可穿戴设备和传感器的数据，提供相关行为信息和个人生活方式信息。因此，医疗数据一是来自内部数据源，如电子病历、医生医嘱录入系统（Computerized Physician Order Entry）、成像数据和生物医学数据；二是来自外部数据源，如政府、保险理赔或计费，以及研发实验室和社交媒体。[7]

Rumsfeld 等认为，健康大数据的来源应包括行政数据库（主要指保险索赔和药品目录）、临床数据库、电子健康记录数据、实验室信息系统数据、生物识别数据（可穿戴或传感器生成的数据）、患者报告数据（标准化体检形成的报告）、社交媒体数据、医学成像数据和生物标记数据等。[8]

以上两种划分方式的主要区别在于是否将基因数据归入健康大数据。本书采用最为广义的划分方法，即 Swan 的划分方法。

第三节　健康大数据来源

健康数据类型多样，有多种数据来源，具有不同的结构和形式。而且这些数据归属复杂，有的由医疗卫生机构控制，有的由医疗管理机构控制，有的在多个机构都有备份。结合我国的实际情况以及本书的研究目标，健康大数据来源主要分为七类（见图 2 - 1）。

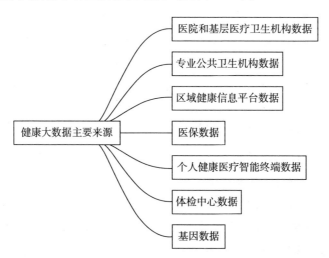

图 2 - 1　健康大数据主要来源

医院和基层医疗卫生机构及专业公共卫生机构的数据是健康大数据最重要的来源，其数据质量较高，专业性强。这些数据具有重要的价值，即便记录不完善或不准确的数据，都可能隐藏了有待发掘和利用的重要医学信息。[9]

区域健康信息平台（有的省区市也称为区域人口健康信息平台或者区域卫生信息平台）的数据越来越丰富。这些平台大多由卫生健康部门主导建设，集中了区域内医院挂号、治疗、住院等信息。不过各省区市发展水平参差不齐，大多只是实现了数据的集中，并没有实现整合。

我国医保覆盖范围广，截至 2018 年末，基本医疗保险（包括城镇职工基本医疗保险、城镇居民医疗保险、新型农村合作医疗）参保人数达 134452 万人，参保覆盖面稳定在 95% 以上，而且医保数据正在进行全国范围的集中，不仅数据量大，而且相对来说标准更为统一，更便于进行大数据挖掘。

随着可穿戴技术和物联网的普及，个人健康医疗智能终端收集的数据量正在经历爆炸式增长。[10] 尤其在健康领域，通过可穿戴技术和物联网收集了大量的健康数据，并直接传输到云端，成为健康大数据重要组成部分。但是这些健康数据的使用存在不少问题，一方面，这些数据被不同的设备制造商控制，难以有效整合；另一方面，这些数据并非来自专业检测人士进行的检测，数据误差较大。

近年来体检中心蓬勃发展，美年、爱康国宾、瑞慈等企业市场争夺激烈，布局迅速，积累了大量的用户健康数据。体检中心的数据质量较高，具有较大的开发价值。

基因数据作为遗传信息的载体，能提供有关自然人的生理或健康的独特信息，相当于人的底层代码，具有极其重要的价值。21 世纪初进行单人的全基因组测序需要耗资 100 万美元，而且只有个别机构有实力完成此项工作。2019 年，单人的全基因组测序只需几百美元，大量的公司能提供此类服务。技术的进步和行业竞争的加剧使得基因测序价格不断下降，测序人次呈指数增长，基因数据的规模急剧增长。而且，单人的全基因组测序数据量就超过 100GB，人工难以利用这一海量数据，唯有大数据技术可以快速分析。基因大数据产业生态正在日益形成。

第四节　健康大数据特点

健康数据不仅具有个人数据的普遍特点，还有一些其他个人数据所不具有的特点。与其他行业数据比较，医疗行业数据既重要又特殊，不仅与人的健康、疾病和生命息息相关，而且具有更复杂的外部性①，影响相关产业及国家安全。[11]

一　高度敏感

健康数据尤其是医疗数据向来被视为敏感数据，几乎世界上所有国家和地区都对其进行保护。同时，该数据也是商业价值最大的数据之一，可以用于健康管理、健康保险产品开发，因此金融行业、就业市场也对该数据感兴趣。另外，除了包含患者隐私信息，医疗数据也包含了大量关于医院运转、诊疗方法、药物疗效等方面的信息。这些信息都很敏感，某些可能会涉及商业利益[12]，如保险理赔、医疗纠纷处理等，如果对数据分析结果解释不严谨，也可能会引发争议，甚至导致法律纠纷。

二　数据类型复杂多样

健康数据有多种格式类型，如文本、数字、图片、视频、音频等。放射科的都是影像图片，而电子病历则主要包括文本和数字数据。电子健康记录包括结构化数据和非结构化数据，其中医嘱、影像等属于非结构化数据。健康数据收集技术的发展日新月异，可获得的健康数据将越来越多，不仅包括人们的身体机能和主观情绪，还能掌握人们的基因组，以及越来越多发生在人们身体内部的事情。例如，Proteus 公司开发了一种智能药片，吞咽进入体内后，将巧妙地由人们自己的胃酸提供动力，检测并发送有关消化系统的实时数据。这些数据的采集和使用能大大改善人们的健康状况，但是如果被泄露出去，也会给患者带来很多困扰。

三　专业性强

大部分健康数据有较高的专业性，需要专门的机构或者仪器，以及专业的操作人员才能完成采集工作，如 CT 扫描、拍摄 X 放射片，非专业人员及机构几乎无法完成此类数据采集工作。尽管目前很多医学检测技术的发展趋势是便携化、易操作，但高质量的检测数据仍然只有专业

---

① 外部性亦称外部成本、外部效应或溢出效应（Spillover Effect），指在社会经济活动中，一个经济主体的行为直接影响到另一个经济主体，却没有给予相应支付或得到相应补偿。

机构可以获取。

健康数据的处理也需要专业人员或者是具有专业知识的人员参与。第一，医疗健康数据中，包含了大量的医学用语。中华人民共和国国家标准《疾病分类与代码》（GB/T 14396—2016）中记载的疾病名称有32000余种，并且，随着科学和医学的发展，随着人们对自身认识的深化，这一标准及等效国际标准还在不断补充完善中。第二，医疗健康数据中，包含了大量非结构化数据，这些诊断、医嘱及影像资料，都需要有专业人士参与才可能正确地进行处理，并且进一步结构化。

健康数据的分析也需要依赖专业人员和专业知识。医疗健康数据是不同临床诊疗过程中的产物，临床诊疗本身极其复杂，所产生的数据之间关系复杂，也很容易受到各种因素的影响，致使某些数据带有偏倚性。[13]进一步地说，医院之间在很多方面是会有差别的，除了病人的个体特征和疾病程度，医院的诊断和治疗水平、医疗数据的记录和编码水平等也有所不同。在进行健康数据的分析时，忽视这些差异，就有可能导致错误结论。而这些错误结论一旦应用于临床诊治工作，就可能会对临床实践造成巨大损害。

四　分布零散

即使在一家普通的专科医院，医疗数据也往往存储在多个地方或者多个信息系统，如门诊记录可能储存在电子病历系统中，X光片可能储存在放射科的设备专用系统中，药品目录可能存储在药房系统中。有些医疗设备的原数据只有其配套的软件可以识别，导出后的数据需要经过格式转换才能识别。因此，医院很难将原数据聚合到单个中央系统中。

五　时效性强

一方面，人们的健康状况是一个动态的过程，随时在发生变化，过时的数据价值大打折扣。另一方面，医学一直在进步，一些疾病的诊断方式、方法、标准等更新很快。随着更多地了解身体的运作方式，人们对健康与疾病的衡量标准和方式在不断变化，因此，健康数据时效性很强，数据处理者和使用者都倾向于使用实时数据。

第三章　国内外研究进展

健康数据的收集与使用一直受到学术界的关注，随着大数据技术的引入，相关研究更是增长迅速。本章首先对健康大数据产业和隐私的相关文献进行梳理总结，厘清国内外研究视角、范围、进展及当前的热点领域；再对相关领域的研究成果和结论进行综述分析；最后，结合本书研究的最终目的，提出健康大数据产业发展及隐私规制切入的视角与研究方法。丁凤一等通过文献计量总结了国内外开展医疗健康大数据研究的基本情况，其中发文量最高的国家是美国，其次是中国，但是中国的发文量仅有美国的 1/3；研究方向前五位分别是计算机科学、工程学、医学信息学、卫生保健科学服务、电信学；研究对象主要是医院医疗大数据、医学研究大数据、互联网医疗健康大数据；研究主题包括医疗健康大数据的整合与共享、挖掘与分析，分析结果的转化与利用，以及隐私与安全问题。[14]本章主要介绍与研究主题相关的文献。

第一节　健康数据收集者研究

数据收集是健康大数据的基础。较之其他类型的个人数据，传统的健康数据收集有很强的专业性，只有专业人士利用专业设备才能完成数据收集工作。随着技术的发展，尤其是可穿戴设备的普及，普通人也可以完成健康数据收集工作，甚至很多设备不需人工干预便能自动完成数据收集工作。学界对健康数据收集者的研究主要涉及以下问题。

一　获取患者信任的方式

由于健康数据的高度敏感性，患者对于数据收集都会持谨慎的态度，尤其是一些有不欲人知的特殊疾病的患者。然而数据收集是诊疗的重要前提，患者对医生的信任程度及临床医生的专业水平可以影响患者对健康数据隐私的顾虑。获取患者信任的方式有如下几种。

（一） 告知患者保密措施

现实中，有些患者可能因不愿意别人知晓其病情而拒绝就医。但是，患者一旦走进医院，尤其是普遍实行的实名制就医机制下，可以说数据在医患之间是被共享的。患者对医疗保健专业人员的信任度对于数据采集有很大的影响。然而要获得患者的信任，医疗从业人员则需要有一整套的保密措施，并将其详细告知患者。[15]

（二） 告知患者收集数据的价值

Simon 研究发现，如果告知患者电子健康记录将在整个组织内共享，大多数患者都会对数据收集表示担忧。[16]但是，如果能让患者确信，数据分享能使其获得更高质量的健康服务，那么大部分患者会愿意与临床医生和非临床工作人员分享他们的数据。[17]

（三） 提供个性化护理

所有行业的消费者都希望获得卓越的个性化服务，医疗保健业也不例外。个性化护理是根据患者自己的数据进行个性化诊断、治疗和临床决策，其前提在于能够更好地收集和分析临床环境之外的患者行为和数据，以便医护人员可以更全面地了解患者，为每位患者提供针对其特定病情，在现有资源条件下最有效的护理。[18]由于每个患者的个体状况具有独特性，个性化医疗保健是实现人口健康的关键。[19]平均护理不可避免地会导致资源浪费和挫败感，而个性化护理将提升患者和临床医生的体验。个性化护理将成为卫生系统的新要求和新标准。这种护理侧重于质量和患者参与，参与过程中，患者会有动力提供其数据。[20]

（四） 根据人群特点进行数据收集

有些文献研究了不同人群对于健康数据收集的隐私顾虑的差异。King 对澳大利亚成人进行调研发现，对于一些特别敏感的信息，如性传播疾病、堕胎和不孕症、家庭病史/遗传疾病、精神疾病、吸毒、酗酒等，大部分受调查者表示对数据收集存在隐私顾虑。60 岁以上年龄段的患者隐私顾虑程度明显低于其他年龄段。基于位置的人口统计分析发现，昆士兰人比那些住在其他研究区域的人更倾向加强隐私保护。[21]不同的人群，健康数据收集的难度不一样，面临的各种规章制度也有所差别，尤其是未成年人的健康数据采集，应该有更严格的规章制度。[22]

二　新型设备的数据收集

新型设备主要是指移动智能终端和可穿戴设备。移动智能终端主要是指智能手机。随着这些新型设备的日益普及，其通信交流及商务办公的功能被不断扩展，健康管理功能被大量嵌入。这些设备对人们进行健康监测和行为干预，随时随地根据个人的实际情况提供定制服务。目前，手机应用程序（Mobile Application，App）市场已经拥有上千种适用于Android 智能手机的健康和健身类 App。有些 App 通过计算跑步或走路的里程，摄入的卡路里或脉搏来帮助用户组织和记录他们的锻炼方案。有些 App 提醒患者按时服药或记录血压，还有针对孕妇、老年人的健康App。App 可以激励用户进行更多锻炼，吃得更健康，记录和了解自己的身体和生命体征，并相应地优化自己的行为。这些设备功能实现的前提是精确的数据采集。不能忽视的是，App 收集的数据可能提供给广告商、健康保险公司或者其他公司使用。

（一）新型设备采集的敏感数据

由于所收集信息的多样性和持续性，可穿戴设备蕴含隐私风险，在收集用户数据时保护其隐私已经成为一种挑战。[23]除了个人的健康信息，设备还可能采集大量的其他敏感数据。例如，可穿戴设备有实时自适应干预（Just-in-time Adaptive Intervention）功能，能 "在正确的时间和地点" 提供治疗或者服务[24]，这就需要实时采集地址信息。而 GPS 数据可用于推断参与者的家庭地址，对于这一点缺乏有效的隐蔽措施。[25]

（二）新型设备数据采集的隐私风险

由于能实时采集多种数据，新型设备的隐私风险往往更大，保护数据主体的隐私已经成为临床研究中的一大挑战。[26]非临床领域的情况也是如此。很多健康 App 可以跟踪个人的整体健康状况及特定的医疗状况。美国医学协会期刊上的一项研究发现，许多健康 App 将敏感的医疗信息（如疾病状态和药物依从性）传输给第三方，如数据中介公司和广告公司。研究人员分析了所有可用的 Android 糖尿病 App，共 211 款，收集并分析了它们的隐私政策和权限，发现超过 80% 的 App 根本没有隐私政策；在确实有隐私政策的 41 个 App 中，并非所有条款都实质性地保护隐私。研究人员安装了随机选择的 App，以确定数据是否传输给第三方。经过 6 个月的观察，发现 65 种糖尿病 App 经常收集并与第三方共享一些敏感信息，包括用户的胰岛素和血糖水平。该文献作者指出，美国的法律通常不会禁止通过 App 共享敏感的健康信息，也没有联邦法律保护措施禁止从 App 向第三方出售或披露数据。糖尿病 App 与第三方共享信息，构成隐私风险。但是，患者往往不了解这一情况，可能会错误地认为输入 App 的健康信息是私密的（特别是如果 App 有隐私政策），医疗专业人员应该提醒患者在使用健康 App 之前考虑隐私问题。[27]

有些文献对隐私风险产生的原因进行了深入分析。邓世洲等指出，产生隐私风险的原因主要有，企业受商业利益的驱动滥用数据，企业侵犯用户隐私的违规成本较低，用户隐私保护意识较弱。[28] Bietz 等认为，法律法规的缺失以及医护人员向患者推荐可穿戴设备时缺乏隐私提醒是产生隐私风险的重要原因。[27]

（三）隐私保护的措施

健康 App 及可穿戴设备可以让生活更轻松，更健康。但它们也收集了大量的个人信息。尽管对隐私的审查越来越严格，许多 App 仍然可以随心所欲地使用该信息。大量文献对隐私风险进行了研究，并且已经提出了许多方法来保护参与者隐私。

一是数据模糊化处理。位置数据可以提供高度适合参与者当前物理环境的治疗，然而精确的位置数据并非必需的数据。可以通过分类的方式对地理数据进行匿名化处理，将参与者位置分类为"家庭"、"工作"或"其他"，这样既能保证服务的效果，又能确保不存储特定位置信息，即不必存储 GPS 坐标或其他细粒度数据。[29]

二是数据本地化存储。有些不需要发送到服务器的信息，可以留在用户的手机上，从而将风险降至最低。[30] 本地化存储并不能完全解决问题，只能降低隐私泄露的风险。

三是加密技术。区块链最近成为健康 IT 中最热门的流行语之一。该技术被有些人视为医疗保健领域隐私问题的可能解决方案。区块链对于改善互操作和数据交换的安全很有帮助。此外，一些健康 IT 部门正在考虑将区块链作为医疗保健数据存储选项的可行性。Yue 提出了一种基于区块链的 App 架构，使患者能够轻松安全地拥有、控制和共享自己的数据，而不会泄露隐私，这为改善隐私问题提供了新的潜在途径。[31]

四是访问控制。Yue 指出，安全的多方计算可以作为一种解决方案，可以使不受信任的第三方在不侵犯隐私的情况下对患者数据进行计算。以目标为中心的访问模型可确保患者拥有并控制其医疗保健数据，简单统一的以指标为中心的模式可以轻松地组织各种个人医疗保健数据，从而保持患者数据私密性。[31]

五是提高自我保护意识。何晓琳等对数据保障能力认知、数据权利主体认知、数据共享意愿认知、尊重他人隐私意识及数据保护和维权意识五个方面进行了分析，并提出了提高自我保护意识的建议。[32]

六是完善法律法规，邓世洲[28]、Bietz 等[27]提出了完善可穿戴设备数据收集、传输、使用的法律的建议。

（四）未成年人隐私保护

可穿戴设备在未成年人身上使用得十分普遍，特别是年幼的孩子无法表达他们的感觉，也不知道严重症状的警告信号，家长或医疗保健专业人员能够使用可穿戴设备收集的信息来跟踪孩子健康状况的变化从而提供更好的看护。例如，有人研究使用可穿戴设备监测儿童身体活动的效果。在 2012 年 3 月至 8 月，25 名 7~10 岁的儿童参加了为期 4 周的 3个加速度传感器和心率监测器的实验。实验要求儿童每周更换一种可穿戴设备，在儿童使用每台设备后，研究者对儿童及其父母进行结构化访谈。研究发现，腕带式设备最适合监测 7~10 岁儿童的体力活动，儿童乐意佩戴，监测效果好，父母也支持儿童使用。[33]

但是，可穿戴设备在未成年人身上的使用会影响他们的隐私。有很多家长认为他们的孩子没有隐私权，然而当孩子长大成为青少年时，孩子们会有隐私意识。[34]而且，这些设备也可能给别人带来隐私困扰。例如，有一名小学老师发现，学生还没放学，自己上课说的话就传播到了家长朋友圈。原来有家长给孩子戴了一款有远程监控功能的儿童智能手表，上课时课堂里的声音被实时传输到她的手机上，随后她又发到了朋友圈。这就对老师的教学工作形成了一定的困扰①。

---

① http://science.china.com.cn/2014-12/12/content_34302479.htm.

三 从业者的要求

很多健康数据采集需要专业人士的操作，因此也有学者研究了如何规制从业人员，从而保护患者隐私。

（一）加强从业人员信息技术方面的培训

作为医疗保健环境中的从业人员，在使用信息技术时应该更加关注电子健康记录中的隐私问题。[35]一篇有关澳大利亚临床医生的研究文献指出，一些临床医生不知道信息隐私处理的有效方法。[36]其他的文献也指出，许多医生不具备应有的计算机知识，他们需要更专业的培训才能处理电子健康记录中的隐私问题。[21,37]医疗保健组织必须为其专业人员提供信息技术的相关培训，帮助医疗保健从业者掌握更多的计算机知识，提高对电子健康记录的隐私意识。[38]同时，必须为员工提供有关如何有效使用电子健康记录并同时保护隐私的全面技能培训。

（二）加强对从业人员安全意识的培训

根据美国医疗卫生信息和管理系统协会（Healthcare Information and Management Systems Society）进行的一项调查显示，80%的健康 IT 高管和专业人士表示，员工安全意识是他们最大的数据安全问题①。根据美国健康数据的重要法规《健康保险流通与责任法》（Health Insurance Portability and Accountability Act，HIPAA）的规定，医疗机构必须对所有员工进行安全政策和程序培训，并且必须对违反其政策和程序的员工进行适当的处罚。为了使培训计划具有灵活性和可扩展性，美国卫生与公众服务部（Department of Health and Human Services，HHS）声明，医疗机构不需要遵守一个标准化的培训计划，而应该设计符合其自身需求的教育和培训计划，并定期更新培训内容，以便减少事故发生的可能性。

（三）加强对从业人员网络使用的管控

从业人员在工作环境中使用电脑或者手机访问互联网时，可能使患者数据泄露，或者使患者数据处于危险之中。如果医疗保健从业人员没

---

① https://www.himssanalytics.org/intrusion-detectionprevention-informal-security-policy-disparate-systems-centrally-managed-multiple.

有意识到他们的行为会影响信息安全，或者缺乏数据安全培训，就可能造成医疗保健数据泄露。例如，美国俄亥俄州的伍德县医院经历了一次勒索软件攻击。一名员工用医院电脑登录了她经常去找工作的网站，无意中感染病毒，致使医院系统被攻击。所幸伍德县医院及时地隔离了受影响的设备，确保了整个系统不受损害①。

医疗保健从业人员使用社交网站进行交流时应受到一些约束，在保护患者隐私方面同样需要较高的专业标准，例如，医学生不得通过社交网络分享涉及患者个人数据的医疗经验。[39]Facebook、Flickr、Twitter和 YouTube 等在线社交网络 App 已成为交换个人和专业信息的重要渠道。大学校园中 85% ~95% 的学生使用这些通信媒介，几乎所有年龄段的人都在使用在线社交网络分享各种行为及动态。[40]使用社交网站的医疗专业人员有独特的责任，因为他们的帖子可能会有损其职业形象或者声誉，[41]更重要的是，可能会侵犯患者的隐私。[42,43]相当多的学术医疗机构都发生过医学生在线发帖以致泄露患者隐私的事件，其中一些严重到足以开除学生或者医生。

在社交媒体发布以任何方式识别或潜在地识别患者的帖子，都属于侵犯患者隐私。佛罗里达大学的审查委员会批准多学科团队对其医学院学生和住院医生的 Facebook 资料进行两次分析（分别在 2007 年和 2009年）。该课题组调查了符合条件的在佛罗里达大学盖恩斯维尔分校注册的所有医学生（2007 年为 501 人，2009 年为 528 人），以及由 Shands 医院雇用的住院医师（2007 年为 312 人，2009 年为 712 人）。研究发现，49.8% 的学生和住院医师都有 Facebook 账号，而且 Facebook 的使用人数呈上升趋势，2007 年有 44.5% 的人使用 Facebook，而 2009 年为 52.5%。到 2009 年，个人资料设置为"仅对好友可见"的比例大幅提高，达到85.4%，而 2007 年仅为 37.6%。然而，研究发现潜在隐私权侵权的证据越来越多，2007 年为 372 个，2009 年为 651 个，涉及账号 11 个。学生比住院医师更容易发生这些违规行为，11 个违规账号中，10 个为学生账号，1 个为住院医师账号。所有这些实例都是在给患者提供医疗服务时

---

① https://healthitsecurity.com/features/training-employees-to-avoid-healthcare-data-security-threats.

拍的照片。未经许可，也未做任何处理，直接将病人照片发在了网上。该研究中未发现任何可能侵犯患者隐私的有关患者个人信息或病情相关的文字证据。[39]

近年来，我国也发生多起泄露患者隐私的事件，如深圳千名孕产妇信息泄露、上海疾控中心工作人员贩卖新生儿信息案等。第十三届全国人民代表大会第三次会议通过的《中华人民共和国民法典》侵权责任部分规定，医疗机构及其医务人员应当对患者的隐私和个人信息保密。泄露患者的隐私和个人信息，或者未经患者同意公开其病理资料的，应当承担侵权责任。

四 数据权属的纷争

近几年，国内对个人数据的权属争议激烈。《中华人民共和国民法总则》第一百二十七条指出"法律对数据、网络虚拟财产的保护有规定的，依照其规定。"但这仅仅表明对数据予以保护的立场，并没有对数据权属进行明确规定。对此，我国学者从隐私权、财产权、知识产权等角度探讨了给予个人数据人格权或者财产权。然而，也有学者认为无论以隐私权还是以财产权来保护个人数据信息都有明显的不足，因而提出了个人信息权的概念，[44]或者提出了数据权概念；[45]有的学者认为，个人数据及以个人数据为基础形成的企业数据、公共数据等不同数据类型的法律属性、权利归属、使用规则及法律适用均存在差异，[46]还有学者认为应该将个人数据信息作为公共物品来规制，[47]也有学者提出"两头强化，三方平衡"的理论，建议对个人信息（数据）区别对待，对其中的敏感信息强化保护。[48]

针对个人健康数据的权属，国内较少对此专门研究。外国学者较早对此进行了讨论，有的学者认为电子化影响了医院对病历的控制力，降低了复制和传播成本，隐私保护应优先考虑；[49]有的学者则认为需要权衡利弊再决定如何进行医疗数据的共享。[50,51]这些文献并没有提出如何明确医疗健康数据的权属，但也为后来的立法提供了参考。欧美的立法都没有规定数据权属，如美国 HIPAA 在明确受保护信息的前提下，鼓励数据的流通。日本《个人信息保护法》则增加了"匿名信息"概念，平衡由数据权属导致的个人数据利用和保护之间的关系。

第二节　健康数据主体研究

隐私权是支配自己隐私的权利，表现为允许或者不允许他人知晓或者利用自己的隐私。[52]在医疗过程中，医务工作者不可避免地知晓患者的部分隐私，并且，医疗机构、医务工作者还会在一定范围内公开患者的隐私。例如，出于治疗患者的目的，公开会诊所需信息。又如，医学教学、科研中使用患者病症信息。以及出于传染病防治需要，使用患者统计信息等。因此，我国相关法律法规规定了患者隐私保护的各种情况。例如，《中华人民共和国侵权责任法》第六十二条规定"医疗机构及其医务人员应当对患者的隐私保密"。《中华人民共和国执业医师法》第二十二条规定"医师在执业活动中履行下列义务：……（三）关心、爱护、尊重患者，保护患者的隐私……"。对于具有较高传染风险的淋病、梅毒、麻风病、艾滋病等，《中华人民共和国传染病防治法》也规定医护人员未经县以上政府卫生行政部门批准，不得将上述病人和病源携带者及其家人的信息公开。但是，大数据时代，患者隐私面临着前所未有的挑战，人们的隐私态度及行为也不得不更加谨慎。隐私态度及行为关系到健康大数据的收集，现有文献通过多种研究方法，对患者接受健康医疗服务过程中的隐私态度及行为的共同规律进行了探讨。

一　患者提供数据意愿的影响因素

针对患者提供数据意愿影响因素，美国马萨诸塞州一些社区的患者被招募参加焦点小组讨论。主持人和两位医生分析了每次会议的讨论情况和参与者的书面评论，发现了影响患者数据披露意愿的三个主要因素：①对隐私和安全的顾虑；②对个人健康的潜在好处；③对数据使用过程的更多信息的渴望。62名参与者中的55名（89%）表示，鉴于他们所了解的情况，他们将同意其医疗服务提供者之间以电子方式共享他们的信息。患者对电子健康信息交流充满热情，认识到了数据共享提高医疗质量的能力；然而，他们也担心数据共享可能导致隐私泄露和滥用健康数据。[16]

Mursaleen调查了310位帕金森患者，他发现，93%的受调查者表示愿意分享数据，然而真正收集数据时，仅有 41% 的受调查者提供了数据。数据共享意愿及行为与患者的年龄、性别、药物类别或健康信心之间没有明确的关系。Mursaleen 认为改善医患之间沟通的策略可能有助于促进数据共享。[53]

随着电子健康信息交流的需求日益旺盛，政策制定者需要采取一些措施促进信息的顺畅交流。其中，确保患者的知情权，能够获得有关健康信息交换（Health Information Exchanges，HIE）的简明说明材料，并对参与其中的风险和益处有深入的了解，将会提高患者分享健康信息的意愿。[54~56]

为了了解普通互联网用户对使用在线医疗服务时的隐私敏感性及其认知情况，徐志杰等进行了问卷调查，通过分析得到相关结论：无论是隐私敏感性测试还是隐私安全认知调查，互联网用户的得分都在 5 分左右，均未达到总分的 60%，安全意识和隐私意识亟待加强。[57]

为了了解患者对其匿名化健康医疗数据共享给科研人员的意愿，马诗诗等用整群抽样方法，抽取某医院 4 个住院部科室，对 2018 年 3 月 5 日至 2018 年 4 月 1 日入院的 456 名患者进行问卷调查。[58] 分析问卷调查结果可知，样本人群对于将健康医疗数据共享给科研人员的意愿度是相当高的，达到 94%，主要影响因素包括学历、收入、"认为医学研究比个人隐私重要"等，研究表明，明确隐私数据的范围、厘清数据持有者的权责、实现数据应用各环节程序化、保证个人对其数据的控制，将进一步推动健康医疗大数据共享应用。

为了了解家长对儿童医疗信息隐私保护的认知情况，康红艳等对 2017 年在杭州市儿童医院住院治疗的儿童的家长进行问卷调查，结果表明，家长对儿童医疗信息隐私保护意识较为薄弱，对不同个人或机构获取儿童医疗信息权限的认知不足。[59]

针对基因隐私方面的患者意愿，朱姝等就基因检测的认知情况、对基因歧视的态度等做了调查分析。调查和访谈发现，多数人已经意识到了基因歧视是不公平的，然而还没有深刻认识到基因歧视带来的严重后果。[60]

二　患者的隐私悖论

Awad 对 Facebook 学生用户使用情况的调查发现，他们在隐私态度方面表达了高度关切，但是使用行为似乎毫不在意隐私保护。这种矛盾的现象被她称为"隐私悖论"。[61]近年来，出现了不少有关隐私悖论的研究，主要关注人们隐私态度和隐私行为之间的矛盾以及背后深层次的原因和影响。[62,63]和社交网站、婚恋网站一样，[64]人们在接受健康服务时，隐私态度及行为反应也会受到隐私悖论的影响。[65]

当产生隐私顾虑时，患者一般会采取两种行为：一是可能会降低分享个人健康信息的意愿，[66~68]二是采取一些隐私保护行为，如使用化名或者拒绝分享个人健康信息。[69~71]尽管患者总是在表达各种隐私顾虑，但这些顾虑并未影响患者分享数据。当患者面临是否分享健康数据的选择时，绝大多数人都选择了愿意分享。[72]

三　患者的隐私计算

隐私计算理论认为，消费者在进行隐私决策时，会进行成本效益分析，通过比较信息披露可能带来的收益及风险，来决定是否分享信息。[73,74]该理论假设与隐私相关的决策是一个理性的决策过程。也有不少文献通过访谈、问卷、案例等实证研究方法指出，人们的隐私实践并没有完全符合该理论，个人很少或没有风险评估，容易导致非理性决策。[75,76]而且，研究发现隐私决策受到环境因素和用户个性的影响，同时也表明感知利益比感知风险/成本具有更大的影响力。[73]基于此理论，学者对健康数据的分享进行了专门的研究。

（一）隐私风险与预期收益的关系

Gutierrez 指出，隐私顾虑与预期收益呈负相关关系，与预期风险呈正相关关系。以此类推，预期的好处与健康数据使用意图和健康数据实际使用情况正相关；预期风险与使用意图负相关。[74]

（二）隐私计算的维度及影响因素

Dinev 等使用来自美国和意大利的调查数据，应用结构方程模型进行实证检验，发现监管机制的感知效果对信任有积极影响；技术机制的感知效果对感知隐私控制和信任产生积极影响；感知隐私控制和信任有助于减少隐私问题。这些隐私问题连同感知利益、便利性和互联网体验一起发挥作用，影响患者对电子健康记录的态度。[77]

（三） 可穿戴设备用户的隐私计算

有学者研究了可穿戴设备用户的隐私计算问题，发现个人采用医疗保健可穿戴设备的决定取决于他们的风险—收益分析（即隐私计算）。如果个人感知的收益高于感知的隐私风险，他/她更有可能采用该设备。否则，该设备将不被采用。其中，个人感知的收益由感知信息和功能一致性决定，个人感知的隐私风险由健康信息敏感性、个人创新性、法律保护程度和感知声望构成。[78]

四 患者的隐私顾虑

隐私顾虑是指个人将其数据提供给某个组织后，对组织如何使用及保护个人信息的一般关注。[79]国外对此研究较早，主要分为两类观点：一是四维度论。Smith 等在对已有研究进行综述的基础上，开发了一个隐私顾虑量表，分为四个维度：收集、未经授权的二次使用、不正当获取和错误。[80]Culnan 从程序公平和信任的角度对此量表进行了检验。[81]Stewart 和 Segars 通过问卷调查获得了 355 个有效样本，并采用验证性因子分析，对 Smith 所开发的隐私顾虑量表进行了验证，发现隐私顾虑的核心就是控制，反映的是消费者对企业实践的感知及其对这种实践的控制需求。[82]二是三维度论。Malhotra 在 Smith 的基础上提出了一个在线隐私顾虑的理论框架及量表，主要包括收集、控制和对隐私实践的知晓三个维度。[83]基于这些理论，不少文献研究了健康数据的隐私顾虑问题。

（一） 患者的隐私顾虑维度

随着电子健康记录的迅速普及，现有文献提及的患者的隐私顾虑维度主要如下。

一是法律缺陷。早些年不少文献指出，对于健康数据保护的法律不够健全，使得患者不愿意分享数据。[84~86]例如，美国联邦立法中 HIPAA 旨在保护健康信息，但是保护的力度很弱。[5]近几年，各国的法律都取得了一些进展，这方面的顾虑或许有所减少。

二是患者隐私失控。对于纸质记录的控制很少出现问题，因为数据交换是点对点的。例如，将记录从一个医生传真到另一个医生。然而，电子健康记录和健康信息交换创造了无数的数据共享和扩散点。人们很难控制在何处以及与谁共享哪些信息。对于敏感的医疗信息，如心理治疗或妇科记录，控制问题至关重要。Rothstein 认为，患者对于数据的控制措施必须作为卫生信息系统的重要功能之一。[87]

三是患者不知情。知情是患者一项基本权利。患者记录被数字化，并且对这些记录的访问呈指数级增长，患者却对此浑然不知，这是一种错误。[88]不应要求患者牺牲自己的隐私权，以获得医疗保健。Murdoch 研究了医疗领域大数据应用的隐私顾虑问题，提出了患者知情的重要性。如果敏感健康信息的隐私权益得不到有效保护，则无法维持公众对医疗保健服务系统的信任。[89]

（二）隐私顾虑的危害

获得患者信任是医疗系统成功的基石。缺乏这种信任可能会影响患者或用户披露必要健康信息的意愿，并可能产生危及生命的后果。"患者隐私权"（https://patientprivacyrights.org/）创始人 Deborah Peel 博士指出，"每年有数百万人患病却不愿意接受治疗，因为他们知道健康数据不是私密的"。她列举了一些隐私问题影响医疗质量的案例：HHS 估计有586000 名美国人没有寻求早期癌症治疗，有 200 万美国人没有寻求精神疾病治疗，数百万患有性病的年轻美国人不寻求治疗。兰德公司发现，由于隐私问题，有 150000 名患有创伤后应激障碍的士兵不寻求治疗。

（三）隐私顾虑发展趋势及影响因素

Shen 通过对 7 大健康专业或者交叉学科数据库相关研究文献的检索，发现自 2010 年以来患者对健康数据的隐私顾虑呈下降趋势，并对这种下降趋势的原因进行了分析。[90]

一是患者认知的变化，也就是患者隐私顾虑如何随着他们的经历、环境和个人倾向的背景而变化。新兴的隐私计算证据表明，患者对隐私的需求可能被健康信息交换可以带来更好的医疗保健的信念所取代。体验这些好处可以减少患者隐私问题并提高健康信息交换的接受度。[91]

二是隐私宿命论也可能抑制患者与电子信息交换相关的感知风险。随着黑客和违规行为的报道变得越来越普遍，患者可能因为认为信息的脆弱性是这个数字时代的现实，从而被迫接受。[92]

第三节　健康数据使用研究

健康数据尤其是医疗数据生成以后大多储存在各个医疗机构的信息系统之中。如果要使用这些数据，就需要多个医疗机构之间的数据共享和交换。这样病人在 A 医院做完血检之后，到了 B 医院就能直接调用，无须再次抽血化验。如果要进一步进行数据挖掘，就需要在共享和交换的基础上进行数据整合，形成电子健康记录。这样患者所有的健康数据就通过某个标识符（如身份证号码）整合起来，从而对患者有更全面的了解，以便开展精准治疗。现有不少文献对于这些过程进行研究，得出了一些有价值的结论。

一　健康数据共享交换

严格来说，健康信息交换和健康信息共享（Health Information Sharing）有区别：健康数据往往标准多样，健康信息交换提供的是经过了格式转换能使接收方直接使用的数据，健康信息共享则不包含数据格式转换的过程。两者经常一起使用，只有在特定场景下才区别使用。为了更好地跟踪和安全地分享患者的完整病史，越来越多的医疗保健机构正在参与健康信息交换或者共享。无论是远程医疗、人工智能的问诊，还是医院之间的转诊，共享是实现健康数据价值的一种重要手段。此外，其他的商业机构也会对健康数据感兴趣，如保险公司、健康管理机构等。与之相关的研究很多，有针锋相对的观点，也有折中性的观点。

（一）支持健康数据交换共享的理由

该派学者认为健康数据的共享能使多方获利，如患者、医院、制药厂、保险公司等，虽然增加了患者的隐私风险，总体来说是利大于弊，应大力推广。[81,93~99]持这种观点的学者们讨论了信息共享的好处如何"超过"隐私风险，归纳如下。

（1）通过减少医疗错误来提高患者安全性；

（2）通过消除不必要的文书和流程来提高效率；

（3）为护理人员提供临床决策支持工具，以提供更有效的护理和治疗；

（4）消除冗余或不必要的医学检测；

（5）提高公共卫生监测和预测水平；

（6）让医疗保健消费者更为全面地了解他们自己的个人健康信息；

（7）改善医疗机构质量和绩效；

（8）降低与健康相关的成本。

在中国，健康医疗大数据共享、应用被赋予了深化医改、推进健康中国建设重要支撑的意义，国家层面上大力推行共享应用。[100]

（二）反对健康数据交换共享的因素

该派学者则认为，患者的隐私至上，为了保护隐私，共享可能带来的好处都不值得一提。[101]研究者讨论了健康数据共享的好处及其带来的风险。此外，还有以下问题阻止了数据共享的进程。

一是卫生信息交换标准不统一。从一个提供商到另一个提供商进行电子交换的信息必须遵守相同的标准才能在电子健康记录中进行读取和使用，从而允许互操作性。目前各个医院独自采购信息系统，不同的信息技术提供商采用了不同的标准，数据交换之时缺乏互操作性。[102]

二是法律法规尚不明确。例如，美国各州关于健康数据的法规差异较大，而且近些年法律法规更新频繁，让医院和企业有些无所适从。[103]目前我国与健康数据相关的法律法规尚在探索阶段，数据的共享方面没有一个明确的界限，随时存在违法的风险。

三是难以准确匹配患者的健康记录。在交换健康信息时，很多国家和地区没有准确有效的方法来匹配患者的记录。很多医院对病人有自己的标识符，多个医院数据整合之时，难以判定各个标识符之间的匹配情况。一些医疗机构和利益相关者建议，应该有一个国家患者标识符，用于将患者与其记录进行匹配。[104]但是，美国HHS已经声明禁止实施国家患者标识符，并且援引了1999年的《综合和紧急补充拨款法》（Consolidated and Emergency Supplemental Appropriations Act）。该法禁止HHS为个人分配唯一的健康标识符。[105]目前中国医院大多以身份证为标识符，相对来说有利于数据整合。但是也有一些医院以自己医院的就诊卡号为标识符。除了医保数据库统一了标识符，区域健康信息平台的标识符统一还存在一些问题。

四是健康信息交换高昂成本的挑战。美国的医疗机构指出，较之于孤立的信息系统，健康信息交换相关的成本方面的挑战很大，这些成本包括与购买和实施电子健康记录系统相关的前期成本，参与州或地方健康信息交换组织的费用，以及交换某些供应商或健康信息交换组织收取的健康信息的每笔交易费用。① 此外，必须进行额外投资，例如建立与电子信息交换组织等其他实体交换的接口。[106] 这点我国也面临同样的问题。不同省区市的财政实力有差距，富裕的省区市能先行建设区域人口健康信息平台，而贫困的省区市建设进度大大落后。

（三）平衡共享与保护的观点

有些人主张健康数据共享，有些人则反对共享，也有一些人认为应对二者进行平衡。[49] 持此观点的人在平衡方式和程度上存在差异，总体上达成了一些共识：保证患者数据的匿名性，鼓励患者接受医疗机构的服务并支持科学研究，[107] 在获得患者授权的前提下，支持公共部门为了公共利益收集和使用健康数据。[108]

二　健康数据整合

患者往往会在多个医院就诊，跨医院的数据整合是进行大数据分析的重要前提。很多国家和地区都面临着健康数据孤岛的困境，不仅仅是电子健康信息的交换，更高要求的数据整合成为大势所趋。

（一）健康数据整合需要患者的信任

医疗服务的质量与数据整合有很大的相关性。[109] 医生和患者之间的信任关系十分重要，这样才能保证数据的有效整合。[110] 而影响信任的主要因素是患者对医疗机构或者医生的熟悉程度及对整合健康信息的动机的理解程度。这些都是患者用来确定信任的线索。因此，向病人详细介绍数据整合的目的、用途可能是需要考虑的重要因素。[111]

（二）健康数据整合需要保障患者知情权

日本的一项研究指出，医疗保健专业人员解决与电子健康记录传播相关的信息隐私问题，需要一个全国性的隐私框架。医疗机构必须向患者提供详细信息，说明他们的电子健康记录将被如何处理、披露给谁，

---

① https://www.miramedgs.com/ealerts/43 - challenges-of-health-information-exchanges.

以及他们的电子健康记录将在何种程度上被使用。[112] 在欧盟的《一般数据保护法》规定，医疗保健组织必须适当地征得患者的同意才能处理他们的电子健康记录。除此之外，还应明确说明如何收集电子健康记录，如何传播电子健康记录以及谁将在特定过程中访问电子健康记录。通过向患者详细解释这些情况，可以减少患者对其隐私状态的担忧。[68,113~117]

（三）各国健康数据整合的措施研究

很多国家和地区为健康数据整合投入了大量的资源，如英格兰的健康和社会医疗信息中心（Health and Social Care Information Centre, HSCIC）将公共医疗机构和家庭医生的数据整合进一个国家级的数据库。[116] 他们的数据包括英国国家医疗服务体系（National Health Service, NHS）及社会护理机构收集的信息，范围从个体患者的数据，到医院信息系统的数据及从事健康和社会护理人员的数据。HSCIC 致力于实现全科医生和医院之间关于患者治疗的信息共享，并将重要数据输送到正确的位置，用于改善健康和护理系统。HSCIC 使用 NHS 收集的数据来帮助实现以下目标：观察可能存在的问题及其趋势，检测传染病的暴发，进行医学研究，在国家或地方层面规划需要哪种类型的护理，制定政策，确定哪种治疗方法最有效，创建奖励最佳实践的支付系统。此外，德国发布了医疗信息计划（Medical Informatics Initiative），旨在通过信息技术的解决方案创新来提高医学研究和病人护理水平。[117]

（四）我国健康数据整合问题及对策

2010 年，卫生部发布了《电子病历基本规范（试行）》。该规范发布后，信息技术服务企业研发出了成千上万的电子病历系统。[118] 有些地方政府探索基于云存储信息平台的电子病历数据整合，希望能提高诊疗准确性，增加社区医院治疗水平，并降低或者医疗支出。[119] 有学者指出，目前中国的健康数据整合最大的问题在于缺乏统一的信息标准，安全保障不健全，缺乏资金，缺乏人才队伍；建议建立统一的标准体系，加强安全保障，增加信息化投入及加强人员的培训。[118,120,121] 近年来，人才队伍建设也提上了日程，如北京市发布的《区卫生健康信息化建设指南（2019 版）》，就建议各区健康委信息中心统计与信息技术人员不少于10 人。

三 隐私保护技术

目前，关注健康数据价值的公共部门、社会组织和企业都在研发各种技术来确保大型医疗保健数据的安全性和隐私性。最广泛使用的技术有以下几种。

（一）用户认证

在医疗保健系统中，医疗机构的医疗保健信息和消费者身份都应在每次访问的入口处进行验证。认证对于信息系统安全至关重要，能保护对组织网络的合规访问，保护用户的身份，并确保用户确实是系统许可的人。信息认证可能带来特殊问题，尤其是中间人攻击（Man-in-the-Middle Attack）。大多数加密协议都包含某种形式的端点身份验证，专门用于防止中间人攻击，为通过网络进行通信提供安全性。多种版本的加密协议广泛用于网页浏览、电子邮件、互联网传真、即时消息和网络电话等应用。[122]通过复杂的算法确保数据安全性并管理原始数据和复制数据之间的关系，只允许授权人员读取或写入关键数据。

（二）加密数据

加密是防止未经授权访问敏感数据的有效手段。其解决方案可在整个生命周期内保护和维护数据的所有权——从数据中心到端点（包括医生、临床医生和管理员使用的移动设备）和云端。加密有助于避免遭受诸如数据包嗅探和存储设备被盗等攻击。医疗保健组织或提供商必须确保加密方案既有效又易于患者和医疗保健专业人员使用，并且可以轻松扩展以包含新的电子健康记录。此外，应尽量减少各方持有的密钥数量。[123]

（三）数据屏蔽

屏蔽是指用无法识别的值替换敏感数据元素。它不是真正的加密技术，因此无法从屏蔽值返回原始值。它使用一种去除数据集或屏蔽个人标识符（如姓名、身份证号码）以及概括准标识符（如出生日期和邮政编码）的策略。因此，数据屏蔽是实时数据匿名化的最流行方法之一。K-anonymity 方法首先由 Swaney 和 Samrati 提出，[124-126]以防止身份披露，但未能防止属性泄露。有学者改进了该方法，[127]可以防止身份和属性泄露。

其他匿名方法包括向数据添加噪声，即在数据中添加干扰性的数据等。这些方法存在难以对高维数据集进行匿名化的问题。[129,130]该技术的一个显著优点是可以降低保护大数据部署的成本。当安全数据从安全源迁移到平台时，屏蔽技术减少了对数据应用进行安全控制的需要。

（四）访问控制

一旦经过身份验证，用户就可以进入信息系统，但他们的访问权仍将受访问控制策略的约束，该访问控制策略通常基于患者或可信第三方的授权。这是一种强大而灵活的机制，可以为用户授予权限。它提供了复杂的授权控制，以确保用户只能执行他们拥有权限的活动，如数据访问、作业提交、群集管理等。目前，基于角色的访问控制和基于属性的访问控制是电子健康记录最受欢迎的模型。[130]两者在医疗系统中单独使用时已显示出一些局限性。为了满足细粒度访问控制以及安全性和隐私保护的要求，有学者建议将该技术与其他安全技术，如加密和访问控制方法结合使用。[131]

（五）监控和审计

安全监控和审计是按时间顺序记录医疗保健系统的用户活动，以侦查各种可能的入侵活动，如维护每次访问和修改数据的日志。这两种方式用于衡量和确保医疗保健系统的安全性。[132]大数据网络安全系统应该快速发现异常并从异构数据中识别正确的警报。因此，有人提出了一个大数据安全事件监测系统模型，它由四个模块组成：数据收集、集成、分析和解释。[133]数据收集包括安全和网络设备日志、事件信息。数据集成过程通过数据过滤和分类来执行。在数据分析模块中，确定相关性和关联规则以捕获事件。最后，数据解释为知识数据库提供视觉和统计输出，从而做出决策，预测网络行为和响应事件。

四　数据使用的挑战

尽管社会各界对健康大数据前景十分看好，但健康行业仍处于采用大数据分析的初期阶段。健康数据使用面临着多种挑战。

（一）战略挑战

首先，缺乏清晰的战略。面对如此大量的可用数据，人们有些茫然失措，缺乏使用哪些数据及用于何种目的的知识。[134]这种战略层面的挑战往往需要跨学科、跨领域的人士共同研究，才能摸索到大致的努力方向，进而再沿着这些方向进行探索、建模和验证。

第二，收益有不确定性，而风险巨大。有学者指出，效益具有不确定性是导致相关组织不愿在医疗保健中使用大数据分析的主要原因。[135]再者，缺乏关于最佳算法和分析工具的知识，以及缺少训练有素的临床科学家和大数据管理者来分析数据，相关组织往往无法获得大数据分析所带来的红利。[136,137]同时，在大数据分析中，数据缺失和虚假关联等问题也增加了它的风险。[138]在没有人为监督的情况下处理信息可能导致错误的结论，这对于健康行业来说，很多时候就是人命关天的大事。[139,140]

谷歌公司和美国疾控中心共同开发，并于2008年上线了"谷歌流感趋势"服务。该服务前期效果良好，2009年之后精准度降低，2015年正式下线。李晓洁和丛亚丽分析了这一过程，指出大数据分析的可靠性值得怀疑，个体隐私难以得到完全保护，存在被动共享、算法黑箱以及监管缺失等问题。[141]

黄小龙等在调查了中国研究型医院学会医疗分会64家会员单位会员代表之后，认为医院管理者的不同性别、年龄、职称、岗位组间对于医院应用大数据没有影响，管理方式和"缺乏大数据专业化人才"会对医院大数据应用普及程度产生显著的负向影响关系。[142]

（二）技术挑战

技术挑战主要是指操作层面面临的挑战，主要有以下几个方面。

第一，从使用纸质记录转向使用分布式数据处理对信息技术基础设施提出了挑战。[143]现有的IT设备必须重新设计流程，这些重建和修改的工作量很庞大，也是影响医疗保健系统大数据应用的主要阻力。[144]此外，重建和修改还需要巨大的资金投入，[145]这使利用大数据技术实现变得更加困难。

第二，健康大数据整合的技术要求很高。健康大数据有多个数据来源，既有结构化数据，也有半结构化数据和非结构化数据。大量研究文献指出，健康大数据分析中的主要技术问题包括：健康数据分散在多个信息系统[146~148]、数据结构复杂多样[149]、数据标准化问题[150,151]、健康数据不准确或者在不同服务机构数据表述不一致[152,153]、网络带宽[154]、数据分析成本问题[155]等。

第二，缺乏具有医疗健康和数据分析复合能力的专业人才。健康大数据分析需要分析师有能力识别正确的数据和工具，分析健康相关数据并解释分析后获得的见解。[85]人才匮乏是健康大数据发展的关键瓶颈之一。

（三）隐私挑战

患者隐私和机密性在医疗保健中至关重要。为了获得洞见必须进行数据交换或共享，各利益相关方之间的数据共享可能增加了隐私泄露的风险。[90,156~158]数据收集及其共享中的隐私协议、用户知情同意等是医疗保健中大数据分析所面临的关键问题。[159]个人健康数据泄露等安全问题可能成为医疗保健领域的重大威胁。[160,161]

五　数据使用策略

为了克服这些挑战，现有文献中提出了一些策略，概括如下。

（一）实施数据治理

由于数据治理不善，医疗保健组织在 IT 投资中可能产生巨大的财务成本。[162]信息系统的重复建设与数据标准不统一的现象普遍存在。通过适当的数据治理，可以有效地整合医疗保健组织内部的数据资源，并挖掘数据价值。[163]

（二）建立信息共享文化

信息共享和数据汇总可以解决互操作性问题，并有效利用大数据分析和预测能力。[164]建立信息共享的组织文化，促进多个部门之间进行信息协同，探索获取医疗保健业务价值的有效途径，将有助于利用大数据。[163]

（三）采用安全措施

在信息安全方面投资不足，后期将会耗费更多的资源以弥补漏洞。应采用数据加密、数据源验证、访问控制和认证以及去标识等技术措施，以有效保障数据安全。[165]

（四）加强人员培训

为了从大数据中提取有意义的见解和有价值的信息，医疗保健专业人员应接受大数据分析能力培训。这对医疗保健至关重要,因为对报告的错误解释可能会导致非常严重的后果。[166]

(五) 应用云计算技术

利用云计算技术可以应对存储大量数据的挑战。这将使中小型医院和护理组织能够以较低的成本解决数据存储问题。[167]

第四节 健康大数据应用研究

当前的技术可以轻松地收集大量医疗健康数据。除了电子健康记录之外,还可以通过可穿戴设备、手机 App、社交媒体等方式获取大量有效的健康信息。当前技术也可以精确而有效地存储所有数据,集中化并提供准确分析的工具,从而将大量医疗健康数据进行分析挖掘,以便提供更好的护理方式。健康行业正在努力积极应用大数据分析应对这些挑战。

一 医疗

黄小龙等随机抽取了中国研究型医院学会医疗分会 64 家会员单位,通过发放调查问卷的方式采集了会员单位的应用需求,结果显示综合性医院对大数据具有较强的、多样化的应用需求;精准医疗、精益管理、科学研究、健康管理、数字医疗、教育培训是当下医院大数据应用的主要方向;医学人工智能和"互联网 + 医疗"的需求程度会对医院大数据应用前景产生显著的正向影响。[168]针对一些重要的应用也有学者开展了研究。

(一) 人工智能

近年来,从最初的医疗数据储存、分析,到给出辅助诊断建议及实施医疗诊断行为,医疗人工智能进入快速发展阶段。一方面,大数据医疗技术通过知识图谱、融合推理模型以及医疗事故预警体系的构建,可以形成现代智能医疗体系。[169]人工智能的诊断水平不断提升。[170]另一方面,人工智能在提供医疗保健辅助服务方面取得显著进步,扩大了医疗护理行业的范围,提高了工作效率,有助于弥补医疗专业人员的全球短缺。与此同时，该领域也存在医疗人工智能产品责任和医疗损害责任认定等问题，对于特殊病人的护理，如果采用机器人替代，也会出现一些新的问题需要解决。[171]

（二）远程医疗

远程医疗就是通过智能手机、文本、视频会议或任何其他相关技术，从远处提供医疗服务，实现跨医疗机构的医疗协作。[172]我国于 20 世纪 80 年代首次将远程医疗作为一种新型的医疗模式开展医疗服务。但是，缺乏互联网和计算机技术的支撑，这种模式发展缓慢。[173]2016 年，《"健康中国 2030"规划纲要》印发，提出全面建设远程医疗应用体系，建设信息化服务体系；2017 年 10 月，党的十九大报告正式将健康中国战略定位为国家发展的基本方略，再次提出将远程医疗作为落实改革重点任务的手段。[174]

远程医疗的迅速发展，一方面能够极大地方便患者，使他们无须千里迢迢地拜会某位医生，或是前往某个医院就诊；通过远程会诊进行过首诊的患者，还可以优先分配首诊医师复诊；门诊首诊的患者也能通过远程医疗的方式随诊，[175]避免挂号排队。另一方面，医疗中心能使用远程医疗来节省费用和/或接纳需要更高水平医疗服务的患者，与远程医疗相匹配的分级诊疗，便于把常见病、多发病、慢性病的基本诊疗疏解到社区，缓解大医院人满为患、不堪重负的局面，让大医院腾出手来看大病、解顽症；远程医疗不仅能用于初步咨询、初步诊断，并且被卫生专业人员用于医学教育；因为患者的状态可以随时随地进行监控和咨询，远程医疗还可以提高医疗保健的可用性，向孕妇、老人、残疾人等特殊人群倾斜。[176~178]更具体的应用还有远程手术，也就是医生使用机器人在全球任何地方进行高速数据实时传输的手术，这种应用也将对医院组织形式形成较大的影响。[179]

（三）个性化医疗

电子健康记录是大数据在医疗保健领域最广泛和不可或缺的应用。每个患者都有自己的数字记录，包括病史、药物过敏、心率和正常的身体功能、以前和当前的药物等。医院电子病历数据整合后，应用大数据技术，能够更加细致地判断病情和病因，从而给予患者更高质量的医疗服务。[180]事实上，很多国家都在致力于加快电子病历的数据整合，如德国[117]、英国[116]等。大数据已经在帮助预测性和规范性分析及个性化医疗，并且在未来它将提供许多其他应用，如临床风险干预、自动健康检查等。

然而，对个性化、精准医疗也有一些学者持保留意见。除了缺乏相关法律政策支持健康数据的共享以外，目前大多数精准药物疗效好、毒性低，但是药价极贵，并且不在医保报销范围内；并且，精准医疗也存在很大的遗传信息安全隐患。[181]

二　公共卫生

公共卫生服务往往要在有限资源和预算下，确保人们提高医疗质量、获得医疗服务和提升整体健康水平。大数据给公共卫生管理者提供了一个很好的优化工具。

尽管公共卫生服务日益完善，因贫困和不发达引起的疾病风险、慢性疾病风险及传染性疾病风险依旧同时并存，人类面临着非常严峻的疾病防治形势。针对以上疾病防治管理，大数据可以在疾病风险早期监测和病因分析、鉴别筛查疾病高风险人群、优化政府疾病预防控制政策制定等方面提供有力支撑。[182]

赵自雄等总结了我国当前公共卫生数据的总体情况，建议利用大数据挖掘技术将其应用在疾病预测、循证公共卫生决策、慢性病健康管理等方面。[183]张翼鹏等则重点阐述了大数据在传染病预防与控制、慢性病防治管理、健康管理、职业病防治管理等方面的应用模式。[184]

依靠大数据，政府还可以对医疗资源进行优化配置，能支持公共健康项目科学决策，[185]优化传染病预警预报机制及提高诊疗水平[186]等。牟燕等选择万方医学网作为数据来源，将健康医疗领域的大数据相关研究论文作为研究对象，发现健康医疗大数据应用与实践还包括区域卫生信息平台的大数据应用等主题。[187]

三　健康管理

有学者研究了个人健康管理中大数据的应用价值。Raghupathi 指出，个人健康管理中，大数据技术可能产生较大效益的领域包括：精确定位作为健康资源最大消费者或最大不良后果风险的患者；为个人提供做出明智决策所需的信息，以便个人更积极地管理自己的健康状况，以及更轻松地采用有益健康的方式；确定不能带来明显好处或成本过高的治疗、计划和流程；通过识别增加风险或引发不良事件的环境或生活方式因素，相应调整治疗计划，减少再入院率；通过检查家庭健康监测员的生命体征来改善结果。[145]

来自传感器和"物联网"的大量数据有助于用户做出更好的决策，从而科学地采用一些健康促进措施，如步行和骑自行车、均衡饮食结构等。[188]保险业可以通过支持可穿戴设备和健康追踪器来节省资金，减少患者在医院可能住院的时间长度。[189]

四　制药

医疗保健行业的数据爆炸式增长使得制药厂商、研究中心、化学家、分子和细胞生物学家及生物技术公司都在收集比以往更多的药物相关数据。工厂中的计算机、药物制造系统和自动化物联网传感器也在起作用，[10]它们每秒都会产生大量的数据。对于制药厂商而言，它们的研发和质量控制团队的任务是在制造过程的每个阶段检查数据，包括从原材料到达、产品包装和发送到分销的各个阶段。这意味着在药物的生命周期中，制造商最终会收集和存储各类健康数据。对于药品行业，健康大数据带来一系列重大的影响。

（一）提高药物研发效率

凭借内存计算技术和互联自动化系统的强大功能，制造商现在能够分析大量环境和物联网生成的工厂数据。[190]利用这一大数据，公司可以构建端到端的流程控制，从而实现更高质量的产品、更高的可预测性、更高效的制造及更快的上市时间，极大地提高效率。

（二）提供竞争情报分析

药厂如果能收集到丰富的个人健康数据，尤其是竞争对手药品的销量、价格、效果等数据，能使药企进行更为精准的市场定位和市场营销，从而获得更大的利润。[191]

五　医保

目前，我国基本医疗保障体系包括三种主要形式，即城镇职工基本医疗保险、城镇居民医疗保险、新型农村合作医疗（新农合）。三种形式筹资模式不一、险种不一。而与筹资方式对应的给付范围和给付水平不一，导致医疗保障不均等、看不起病甚至因病致贫的情况。谭敏等对北京市高血压住院患者就医选择行为的研究表明，医保统筹基金支付范围会影响居民个人自付水平。[192]对于纳入门诊统筹的慢性病病种，王明慧和陆广春的研究表明，应适当平衡各类慢性病病种统筹支付水平增长幅度，科学测算门诊特殊疾病单病种费用结算标准。[193]李海明和徐颖毓的研究表明，医疗保险政策对医疗需求行为具有显著影响，价格、收入、病情都会影响患者的就医需求行为。[194]要建立科学、公平可持续发展的基本医疗保障体系，就需要综合经济发展水平、各方责任权利确定筹资标准和调整机制，确定公平合理的保障水平和保障范围。

目前，有学者通过对新增抗感染药物利用的分析，研究药品替代和增加对于医保基金的影响，研究说明药物纳入医保后，其用量会有不同程度的增长；[195]医保目录中药品品种的增删，要考虑其对本地区医保支付费用的影响，考虑医保基金的可负担性。通过癌症患者住院费用研究药占比和医保支付方式特点及其变化趋势的研究表明，即使药品价格下降，医疗费用本身没有得到降低，只不过是医保和患者自付之间的比例发生了变化。[196]有研究通过分析医院医药价格改革之后公立医院的营收情况，指出医药价格下降之后，公立医院入不敷出，需要推动建立科学合理的补偿机制，促进公立医院健康可持续发展。[197]

第五节　健康大数据产业研究

麦肯锡在报告《大数据的下一个前沿：创新、竞争和生产力》（Big Data：the Next Frontier for Innovation，Competition，and Productivity）中指出，大数据分析可以帮助美国的医疗服务业一年创造3000亿美元的附加价值，美国健康医疗仅仅抓住了数据分析在医疗领域中10%~20%的机会①。尽管产业前景很光明，从产业视角开展研究的文献仍旧不多。

---

① https://www.mckinsey.com/business-functions/mckinsey-digital/our-insights/big-data-the-ne-xt-frontier-for-innovation.

一　商业模式分析

郭鑫鑫和王海燕通过对数据共享者、服务提供者、数据需求者和健康数据共享平台四部分利益相关者的分析，设计了健康数据共享平台业务系统，分析了健康数据共享平台商业模式。研究指出：基于数据众包的健康数据共享平台可以打造一个健康数据采集—存储—利用—回馈的闭合健康生态平台，解决了大众健康数据难以聚合、分享和货币化问题，为创新医疗健康服务模式，提高健康生活方式和相关服务的可及性提供了支撑。[198]

二　产业链分析

苏燕等按照健康大数据的主要数据类型，即医疗卫生信息化数据、远程健康监测数据和以基因数据为代表的生物信息学数据，对健康大数据产业体系进行了梳理。[199]

第六节　评述

个人健康数据收集方面，现有文献主要研究了医患关系、新型设备对数据收集的影响，以及收集过程中对从业者的要求。个人健康数据使用方面，现有文献主要围绕数据共享、数据整合、隐私保护技术、促进数据使用的措施开展了研究。患者隐私态度及行为方面，现有文献研究了患者分享意愿的影响因素、隐私悖论、隐私计算、隐私顾虑等内容。这些文献中，英文文献居多，无论是从研究领域还是从研究深度、维度来看，中文文献都发表更晚，而且数量更少。综合来看，以下方面有待进一步研究，这些也是本书研究的切入点。

一　数据类型视角

健康大数据包括多种数据类型，彼此之间差别很大。应该就某些具体的数据进行深入研究，才能有助于理论与实践。根据现有研究尤其是中文文献的不足之处，主要聚焦以下三类数据。

（1）电子健康记录是健康大数据的基础性数据，数据规模大，而且质量可靠。然而，由于患者授权、数据标准、行政分权、资金投入等原因，制约了数据的整合。

（2）基因数据的应用近年来处于道德、伦理和法律争论的风口浪尖。通过问卷调查，笔者研究了国人对基因隐私的了解程度、分享意愿以及对基因歧视的态度。

（3）可穿戴设备为代表的物联网应用越来越广泛，尤其通过绑定手机 App，采集的健康数据类型越来越多，规模越来越大，目前所受规制不如专业医疗机构严格，需要重点研究。

二　应用领域视角

健康大数据应用领域众多，各国都有发展的侧重点。根据我国的实际情况，需要重点研究的领域如下。

（1）医疗方面，研究人工智能辅助治疗、精准医疗及制药等方面大数据应用的现状及存在的问题。

（2）健康相关公共事务方面，研究健康大数据在疾病防治管理、传染病防控、新药研制监管、医疗资源配置及区域人口健康信息平台等方面的应用现状及存在的问题。

（3）健康保障与金融方面，研究大数据在医保和商业健康险控费提效方面的应用现状及存在的问题。

（4）个人健康管理方面，介绍了健康大数据在医疗管理、安全监护、运动健康等方面的应用。

三　产业发展视角

产业的高质量发展是维系健康大数据国际竞争力的重要基础。本书通过一系列的调研，从产业视角分析健康大数据的发展前景。

（1）分析健康大数据产业链主要环节，梳理产业链各个环节的发展情况及典型企业案例。

（2）归纳健康大数据主要商业模式，分析各个商业模式的主要特点及典型企业案例。

（3）分析健康大数据产业生命周期的总体情况，并对处于导入期和进入期的前景较好的细分行业进行了展望。

四　隐私规制视角

隐私规制必须根据国情进行制度设计。本书介绍了欧盟、美国、日本等国家和地区的健康大数据隐私规制模式，梳理了目前国内的主要政策法规，构建健康大数据隐私规制框架，即"法律规制＋行政监管＋行业自律＋用户参与"，并对这四大功能模块的关键措施进行研究。

第二篇　关键数据

近年来，各类数据都在爆炸式增长。健康数据的增长速度，无论从类型上看还是从规模上看，都是一骑绝尘、遥遥领先。在浩如烟海的健康大数据中，有些数据在很长一段时间都将成为健康大数据中的关键数据，如医学价值含量高的电子健康记录、处于科技创新前沿的基因数据和增长异常迅猛的可穿戴设备收集的数据等。本篇主要从数据特点、应用价值、使用中存在的问题等方面分析这三种重要的数据。

第四章　电子健康记录

个人健康数据类型多种多样，其中最基础的数据就是医疗机构收集的电子病历。随着电子病历信息系统的广泛应用，以及医院之间卫生信息交换和共享越来越频繁，逐渐形成了电子健康记录。电子健康记录是电子化方式管理有关个人医疗保健行为的信息，数据来源于多个专业医疗机构，涉及个人健康数据采集、存储、传输、处理和利用的所有过程信息，既具有专业性又具有可靠性。充分利用此类数据，既有利于提高患者的就诊质量，降低患者的医疗支出，又能提高医院及医生的诊断效率。然而，由于涉及隐私，此类数据的采集和应用面临着各种质疑和障碍。本章主要介绍个人健康信息数字化的发展历程，以及发达国家推广电子健康记录的经验。

第一节　电子健康记录相关概念辨析

"电子病历"、"电子健康记录"与"个人健康档案"（Personal Health Record，PHR）三个词经常出现，容易混淆。三者既有联系也有区别，可以从发展历程来分析它们之间的关系。

一　发展历程

电子化技术出现之前，医生主要用纸和笔记录患者的各种数据及事项。当患者再次到该医院就诊时，医生要找到患者之前的病历需要煞费一番工夫，尤其是在更换了科室时。美国顶级的梅奥诊所当时为了传递病历，设计了一套长达16公里的气动管道，以实现病历的机械传递。

随着技术的进步，早期的电子病历替代了临床医生办公室纸质记录，按医生或者科室分类，记录医疗服务中患者的医疗和治疗史。由于电子化记录具有易复制、拼接、检索、传输等特点，电子病历逐渐由每个医生或者每个科室的医疗服务记录扩展至整个医院的服务记录，内容也不断丰富,增加了各种化验检测数据和结果。电子病历允许临床医生随时跟踪数据,如血压、血糖变化,轻松识别哪些患者应进行预防性筛查或检查,在实践中监控并提高整体护理质量。[200]

电子病历只是解决了单个医院的病历传输和共享问题,跨医院病历共享的现实需求催生了电子健康记录。由于人们往往会在多个医院之间辗转就医,如果数据不能交换,在甲医院做了检查之后,到了乙医院还得再做一次。这样既增加了患者的经济支出和身体损害,又造成了医疗资源的浪费。电子健康记录旨在推动不同的医疗保健提供者共享信息,力求整合来自参与患者护理的所有医疗机构及临床医生的记录。

如果数据共享范围超出医院,包括非医疗类的健康信息(如体检数据),并能覆盖个人的全生命周期,则需要个人健康档案。个人健康档案专注于患者的总体健康状况,超出了临床医生收集的标准临床数据,并包含对患者护理的更广泛的信息。

二　三者的区别

从前文分析可知,三个术语是不同技术发展阶段的产物。

电子病历指病人在诊断和治疗过程中产生的数字医疗信息记录,主要供临床医生用于诊断和治疗,服务于医院的业务与管理需求。

电子健康记录是以个人为识别标志,由多个医疗机构电子病历信息共享为主体而形成的数字化健康记录。

个人健康档案是个人健康、保健和诊断治疗的数字记录,是个人的健康史。显然个人健康档案范围更广,不仅包括医疗方面的数据,还包括其他健康信息。

我国属于卫生信息化后发国家,引入概念及技术之时,根据国情对三者内涵进行了一些调整。三者具体的区别见表4-1。

表4-1　三者的区别

项目	电子病历	电子健康记录	个人健康档案
用途	医疗机构内部信息共享	医疗机构之间信息共享	个人全生命周期健康信息整合
内容	医疗信息	医疗信息、公共卫生信息	医疗信息、公共卫生信息及其他个人健康信息

项目	电子病历	电子健康记录	个人健康档案
来源	医疗机构	医疗机构、专业公共卫生机构	医疗机构及其他健康服务机构
控制者	医疗机构	医疗管理机构，目前主要由区域卫生信息平台控制	理论上由个人控制，目前主要由医疗管理机构控制
使用者	医疗机构	医疗机构及医疗管理机构	个人及个人授权的健康服务提供者
维护者	医疗机构	医疗管理机构	理论上由个人维护，将来可能由区域卫生信息平台维护

资料来源：http://solution.hc3i.cn/art/201102/11707.htm。

三　电子健康记录是健康大数据的关注重点

针对以上三个术语，健康大数据重点关注电子健康记录，原因如下。

一是电子病历的推广普及程度较高，无须政策推动。电子病历有利于提高医院的业务水平和管理水平，降低医院的成本，医院有很强的驱动力来应用电子病历系统。而且，患者为了接受更好、更快的治疗，也不会排斥医院使用电子病历。

二是电子健康记录数据价值巨大，而隐私敏感性相对低于个人健康档案。电子健康记录是实时的、以患者为中心的记录，可以即时安全地向授权用户提供信息。电子健康记录主要包含患者的病史、诊断、药物、治疗计划、免疫日期、过敏情况、放射图像及实验室测试结果，用于支持医护人员和患者进行医疗和保健方面的决策。个人健康档案虽然数据内容更多，价值更大，但是其隐私敏感性更强，隐私风险更大。

三是电子健康记录也是个人健康档案的重要基础。各国都有发展个人健康档案的计划或者规划，其前提和基础是先完成电子健康记录，再逐步整合其他数据。个人健康档案更多地作为一种远景，尚处于探索阶段，目前没有特别成功的应用案例。

第二节　先行国家电子健康记录发展情况

很多国家和地区都意识到电子健康记录对于医疗服务质量与效率的积极作用，大力推进其应用。然而，在实施过程中存在许多挑战，使得电子健康记录推广举步维艰，甚至有些国家投入巨大的财力、人力，最后草草收场。下面主要介绍三个先行国家的基本情况。

一　瑞士

瑞士的公共卫生系统服务质量得到全球的普遍认可，无论是在联合国还是在经合组织的评估中，瑞士的公共卫生系统均获得了良好或优异的得分。然而，瑞士公共卫生系统的经济效率偏低。制约其提高效率的关键因素之一是地方管理机构的各自为政。瑞士公共卫生系统的监管职能主要掌握在 26 个州政府手中，中央政府影响力较弱。而且不同的医疗保险公司往往有各自许可报销的医院，进一步加剧了数据共享的难度。

为了推动电子病历的共享，2007 年瑞士联邦公共卫生办公室发布了瑞士的 eHealth 战略。2008 年联邦和各州建立了一个名为 "eHealth Suisse" 的协调机构。2013 年联邦委员会批准了 2020 年卫生战略，并将更多地利用 eHealth 保障和提高医疗保健质量作为重点目标。同时，瑞士联邦委员会向国会提议一项联邦法律，要求医院和其他医疗服务提供者开发和采用可互操作的电子病历系统。[①] 2015 年议会通过了联邦法律，强制要求医院和疗养院采用电子健康记录，家庭医生和其他医疗保健提供者将自愿使用电子健康记录。2017 年联邦委员会通过了三个实施细则，要求截至 2020 年医院全面采用可互操作的电子健康记录，截至 2022 年疗养院采用可互操作的电子健康记录。[②]

瑞士将推广电子健康记录作为医疗保健改革的重要抓手，以便提高质量和控制成本。然而在推进过程中，隐私与安全问题是其阻力之一，利益相关者的利益诉求也是重要瓶颈。强制要求采用电子健康记录的联

---

① Legge federale sulla cartella informatizzata del paziente（LCIP）［EB/OL］. https://www. admin. ch/opc/it/classified-compilation/20111795/index. html, 2015 - 12 - 31.

② Consiglio Federale Svizzero. Ordinanza sulla cartella informatizzata del paziente（OCIP）［EB/OL］. https://www. admin. ch/opc/it/classified-compilation/20163256/index. html, 2017 - 11 - 05; Consiglio Federale Svizzero. Ordinanza sugli aiuti finanziari per la cartella informatizzata del paziente（OFCIP）［EB/OL］. https://www. admin. ch/opc/it/classified-compilation/20163255/index. html, 2017 - 11 - 05; Dipartimento Federale Dell'interno（DFI）. Ordinanza del DFI sulla cartella informatizzata del paziente（OCIP-DFI）［EB/OL］. https://www. admin. ch/opc/it/classified-compilation/20163257/index. html, 2017 - 11 - 05.

邦法律是解决数据分割问题的有力武器，目前来看瑞士基本按照法律要求在逐步推进医疗保健改革。

二 美国

作为信息技术革命主要发源地，美国卫生系统信息技术应用较早。早在 1960 年，美国麻省总医院就开发了门诊电子病历，并投入使用。1991 年，美国国家科学院医学研究所发表了题为"基于计算机的病历：医疗保健的一项关键技术"（*The Computer-Based Patient Record：An Essential Technology for Health Care*）的研究报告，提出了推广电子病历的相关建议①。但是，隐私及前期资金投入等问题影响了医疗卫生机构采用电子病历的速度和方式。1996 年美国颁布 HIPAA，制定了一些隐私保护规则，为推广电子健康记录扫除了一些障碍。2009 年《经济与临床健康信息技术法》（Health Information Technology for Economic and Clinical Health）投入 192 亿美元用于促进医疗机构使用电子健康记录。

美国医院分为联邦（Federal）医院和非联邦（Nonfederal）医院两大类。前者指由联邦政府运营的医院，包括军队医院、退伍医院、印第安人医院及监狱医院等，其他的包括州政府运营的医院等属于后者，占比超过90%。根据美国医院协会信息技术应用年度报告，电子健康记录推广工作取得了明显成效，应用比例逐年提升，在美国非联邦急诊医院电子健康记录应用比例具体见图 4－1。

电子健康记录的应用推广也依赖于健康信息交换。[203]健康信息交换是促进病人电子健康记录共享的信息技术解决方案，致力于提高医疗机构之间的信息共享能力。为了促进健康信息交换，并解决与共享患者数据相关的日益增长的隐私问题，美国许多州都颁布了法律。为了研究各州法律对于健康信息交换的影响，Adjerid 等将法律的隐私要求分为三类：强调患者授权，即任何的数据使用都需要患者授权；强调共享激励，给予患者经济补贴和更好的医疗服务；两者都重视，既有严格授权，又有激励措施。研究发现，采用第三种法律制度的州健康信息交换明显高

① The Evolution of EHRs. https://www.fortherecordmag.com/archives/1014p10.shtml, 2017 - 11 - 05.

于其他类型的州。[202]

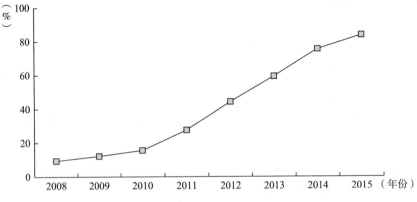

图 4 - 1　美国非联邦急诊医院电子健康记录应用比例

注：根据美国医院协会信息技术应用年度报告整理，图片来源：https://dashboard. health-hit. gov/evaluations/data-briefs/non-federal-acute-care-hospital-ehr-adoption - 2008 - 2015. php。

三　英国

2000 年之前，英国公民的健康记录通常保存在本地，没有交换和共享的制度。尽管电子健康记录被普遍认为是实现可持续、高质量医疗保健的关键，但在医院中应用的速度很慢。其中，存在多家电子健康记录系统提供商、信息标准不统一是阻碍其应用的关键原因。

针对这一情况，2002 年英国政府启动了国家信息技术计划（National Programme for Information Technology），旨在通过自上而下、政府驱动的方式，在全国范围内实施电子健康记录。该计划试图为整个英国创建一个全国性的电子健康记录系统，以便消除英国各地各种竞争性电子健康记录系统之间互操作性的困境。

该计划历经 10 年，耗资 127 亿英镑，虽然改善了电子健康记录的数据孤岛问题，并没有达到预期的效果，最终于 2011 年被终止。英国政府总结了项目失败的原因，包括用户需求分析不到位、没有解决患者数据隐私与安全问题、项目延续时间太长和成本超支等。项目虽然失败，但也提供了一系列宝贵的经验与教训。

2014 年，英格兰卫生部发布了《2020 年个性化医疗保健》（Person-alised Health and Care 2020），详细阐述了整合患者病历的新计划。目前来看，该计划进展比较顺利，现在英格兰公民都能够安全地在线获取其健康记录，并向护理人员、医生和护士提供实时数据。苏格兰、威尔士和北爱尔兰则相对进展缓慢。

第三节　我国电子健康记录发展情况

我国电子病历、电子健康记录信息系统的应用相对较晚，但是普及速度很快，主管部门很重视新技术的应用，出台了一系列政策推动其发展。

一　总体情况

1999年，我国才有医院使用实验性的电子病历写病史、下医嘱、开检查单。由于我国公立医院占比较大，在卫生主管部门的推动下，电子病历系统迅速普及。但是，各个医院在信息化过程中各自为政，采购的信息系统五花八门，彼此之间的数据孤岛现象比较严重。

我国正在推动区域人口健康信息平台建设。该平台建设的目标之一便是整合电子病历数据，形成电子健康记录，进而建立个人健康档案。在区域人口健康信息平台集中数据，不仅是为了医院之间的交换，也是为大数据挖掘做准备。近年来主管部门出台了一系列文件，地方政府也在加速推进相关工作。作为试点的福州属于先驱，无论是制度建设还是产业配套都取得了一定的进展。但是绝大部分省区市目前主要停留在病历共享阶段，整体进展缓慢。2018年8月1日有媒体报道，北京市卫生健康委员会公布北京地区已有30家试点医院实现电子病历共享调阅。①

二　政策文件梳理

电子病历虽然引入较晚，但我国政府十分重视其应用推广，出台了相关政策和信息标准，拨付了大量系统开发经费，已经基本实现了全覆盖。近年来我国政府对于健康大数据发展十分重视，出台了一系列政策措施鼓励健康数据资源的共享与开发利用。主要的文件如表4-2所示。

---

① 北京市卫计委：30家试点医院将实现电子病历共享调阅［EB/OL］. https://www.sohu.com/a/244562551_391264，2018-08-01.

表 4 - 2　电子病历和健康大数据相关的文件

时间	名称	要点
2003 年 3 月	《全国卫生信息化发展规划纲要 2003 - 2010 年》	提及要加强电子病历的建设应用
2010 年 2 月	《电子病历基本规范（试行）》	确定了电子病历基本规范
2010 年 9 月	《卫生部关于开展电子病历试点工作的通知》	部署开展电子病历试点
2010 年 12 月	《卫生部关于印发〈电子病历系统功能规范（试行）〉的通知》	进一步规范了电子病历系统功能
2011 年 5 月	《卫生部办公厅关于推进以电子病历为核心医院信息化建设试点工作的通知》	开展医院信息化建设试点工作
2013 年 8 月	《国务院关于促进信息消费扩大内需的若干意见》	指出要推进优质医疗资源共享，完善医疗管理和服务信息系统，普及应用居民健康卡、电子健康档案和电子病历，推广远程医疗和健康管理、医疗咨询、预约诊疗服务
2013 年 9 月	《国务院关于促进健康服务业发展的若干意见》	明确指出要推进健康服务信息化，要充分利用现有信息和网络设施，尽快实现医疗保障、医疗服务、健康管理等信息的共享
2016 年 6 月	《国务院办公厅关于促进和规范健康医疗大数据应用发展的指导意见》	部署通过"互联网 + 健康医疗"探索服务新模式、培育发展新业态，努力建设人民满意的医疗卫生事业，为打造健康中国提供有力支撑。提出加快建设统一权威、互联互通的人口健康信息平台，培育健康医疗大数据应用新业态等 14 项重点任务及工程
2016 年 10 月	《"健康中国 2030"规划纲要》	指出要加强健康医疗大数据应用体系建设，推进基于区域人口健康信息平台的医疗健康大数据开放共享、深度挖掘和广泛应用
2017 年 12 月	《卫生计生委　中医药局关于进一步改善医疗服务行动计划（2018 - 2020 年）的通知》	将"以'互联网 +'为手段，建设智慧医院"纳入创新医疗的服务手段。医疗机构加强门诊和住院电子病历为核心的综合信息系统建设，利用大数据信息技术为医疗质量控制、规范诊疗行为、评估合理用药、优化服务流程、调配医疗资源等提供支撑
2018 年 8 月	《关于进一步推进以电子病历为核心的医疗机构信息化建设工作的通知》	强调了大数据在信息统计分析和智慧医院建设上的作用，此外还对数据联通提出了要求。到 2019 年，辖区内所有三级医院要达到电子病历应用水平分级评价 3 级以上，即实现医院内不同部门间数据交换

续表

时间	名称	要点
2018 年 7 月	《国家健康医疗大数据标准、安全和服务管理办法（试行）》	明确了健康医疗大数据的定义、内涵和外延，并对标准、安全、服务管理三个方面进行了规范

第四节 电子健康记录的应用价值

电子健康记录已由最初的跨院信息共享不断进行功能升级。在跨院共享方面，瑞士等国在推广互操作性的电子健康记录；[203]一些厂商推出了辅助诊断功能，能提醒药物是否过敏、用量是否合理等。目前其主要应用价值如下。

一 提高健康服务的质量

电子健康记录可以由被授权的健康服务提供商以数字格式创建和管理健康信息，能够与其他医疗保健组织中的医护人员共享。无论去哪个医院，医护人员都可以通过电子健康记录访问最新信息。他们掌握的信息越全面，提供的健康服务质量也就越高。例如，某患者突发疾病，失去知觉，进入了急诊科。使用电子健康记录后，医生就能查阅以往医生登记的患者的各类信息，得知该患者对青霉素过敏且会危及生命，就可以迅速开出更适合的药物，而无须测试或者等待患者家属来告知相关信息。

二 提高健康服务的效率

电子健康记录赋予了利益相关者之间分享健康信息的能力，无论患者是去专科医院、综合医院还是疗养院，甚至到别的省区市，电子健康记录都能使信息随患者一起流动。共享信息将极大提高医疗工作的效率。例如，某患者前不久在社区医院验血的结果进入了电子健康记录，到了三甲医院后专家能及时了解相关信息，而不需要重复测试。目前，医疗保健系统服务质量很大程度上就取决于信息的有效传递以及多方参与信息交互式沟通的能力。

三　协助患者自我健康管理

通过电子健康记录医护人员可以了解患者健康状况的发展历程和趋势，并据此提供相应的健康建议。这有助于指导和激励患者进行体育锻炼、服用药物及培养健康的生活方式。

第五节　数据使用存在的问题

尽管社会各界都意识到了电子健康记录数据的巨大价值，在数据使用过程中仍存在很多问题，制约了数据的价值挖掘。

一　数据采集授权不规范

（一）患者授权问题

患者到医院就诊，其数据就会被医院电子病历系统所收集。我国的医院在收集数据时大多没有与患者签订隐私协议或个人数据合同。也就是说，患者未明确授权医院与其他医院或者主管部门共享电子病历数据。根据《中华人民共和国网络安全法》和一系列个人信息保护规定，数据共享是需要患者授权的。没有明确的授权，后期的交换或者共享就存在法律风险。在英国，就诊之前会有一项协议或者隐私政策告知书，患者可以选择在就诊时是否分享其医疗数据。

（二）数据权属问题

更重要的是，电子病历数据的相关权益没有法律解释和定义。目前我国有关数据安全性和机密性的相关法律如下。

《医疗机构病历管理规定》第六条规定，医疗机构及其医务人员应当严格保护患者隐私，禁止以非医疗、教学、研究目的泄露患者的病历资料。

《电子病历应用管理规范（试行）》第八条规定，电子病历使用的术语、编码、模板和数据应当符合相关行业标准和规范的要求，在保障信息安全的前提下，促进电子病历信息有效共享。

《人口健康信息管理办法（试行）》第六条规定，责任单位采集、利用、管理人口健康信息应当按照法律法规的规定，遵循医学伦理原则，保证信息安全，保护个人隐私。

电子病历数据在实践中是属于患者还是医院始终存在法律争议。很多国家的做法是将患者医疗记录视为医生和医院拥有的物理财产，并允许患者和保险公司访问记录。[204]但是，法律并未授予医疗服务提供者对医疗记录的独占所有权，这些权利可以随时转移。[205]

目前，大数据分析引发的商业利益和隐私问题驱使关键利益相关者试图解决或改变电子病历的所有权问题。由于许多利益相关者垂涎于这些极具价值的数据，法律风险无处不在。因此，医院对这些数据的处理和共享非常谨慎和保守，尽量避免不必要的麻烦。这样阻碍了其授权使用，也对电子病历数据的整合造成巨大影响。

二　信息标准不统一

医疗数据采集的标准不统一是阻碍医疗大数据分析发展的主要因素之一[189]，包括中国在内的很多国家都面临此困境。在某些领域，中国制定了自己的国家标准，并从国际规范和实践中吸取了经验。这包括 ICD－10（International Classification of Diseases，是世界卫生组织制定的国际统一的疾病分类方法，目前已经更新到第 10 版）的改编版本，现在广泛用于报告中国的流行病学数据。SNOMED CT（Systematized Nomenclature of Medicine—Clinical Terms，医学术语系统命名法——临床术语）正在推广，但由于汉语的特点，推广工作进展缓慢而艰难。总的来说，各省区市或各部委之间的标准制定和实施水平参差不齐。

（一）医保管理部门的信息标准

医保在标准制定方面取得了一些进展。《社会保险药品分类与代码》（LD/T 90—2012）于 2012 年发布，《社会保险医疗服务项目分类与代码》（LD/T 01—2017）于 2017 年发布。在这些标准的帮助下，可以进行国家医疗保险数据的交换和共享。它们还将在跨省患者的医保管理中发挥重要的支持作用，如异地结算、医疗服务监测和支付标准等。

（二）卫生管理部门的信息标准

卫生管理部门也在推动这方面的工作。国家卫计委于 2017 年 2 月发布了《电子病历应用管理规定（试行）》，于2018年4月发布了《医院信息化建设标准和规定（试行）》。但是，建立区域人口健康信息平台的信息标准还有很长的路要走，包括信息平台的整体设计、电子病历数据、图片存档和通信系统等，都缺乏统一的标准。

（三）医院的信息标准

公立医院彼此独立运作，经常从不同的供应商处购买电子病历系统，而电子病历系统提供商彼此都设定了自己的信息标准，因此，独立和分散地购买电子病历系统会导致重复购买和标准不一致。在一个地区使用多个系统，会影响数据的交换、分享与整合。

很多大型的医院制定了自己的疾病代码、账单代码、药物、中药和辅助设备数据库。有少数省（自治区、直辖市）制定了自己的省级标准。世卫组织对药品的官方分类系统（Anatomical Therapeutic Chemical，ATC）仅被少数几家大医院使用。因此，多种版本的医疗保健分类和编码标准会妨碍有效的数据集成。这种多样性也是对公共资金的浪费。

三　医院分享数据意愿不强

作为主要的电子病历数据控制者，医院通常缺乏数据分享意愿，主要因素如下。

（一）增加了医院成本

数据分享不可避免地增加了成本。首先，医院可能需要开发新的信息系统。医院需要对数据进行分类，以确定可以共享的内容，调整格式，提供访问接口及界面，甚至雇用额外的人员来承担这些任务的责任。从医生的角度来说，本来接诊病人就已经很忙碌，还需要花费时间来填写电子病历，会感觉增加了工作量。尤其对于年龄偏大、电脑使用不熟练的医生，将接诊情况输入电子病历系统需要耗费一些时间。

（二）共享电子病历数据还可能减少医院收入

如果不共享数据，患者将向医院支付一系列诊断测试费用，即使以前的医院可能已经进行了类似的测试。医院之间有效的数据共享可以避免多次重复测试的需要，这会相应地减少医院的收入。

（三）医院担心数据共享的社会风险

我国的医患矛盾尖锐，时而发生暴力伤医事件。任何医院都存在误诊。一旦数据被共享或开放，将不可避免地发现一些误诊病例，这可能导致索赔或者法律纠纷，这是医院所不愿意看到的。

总体而言，目前医院之间电子病历系统信息孤岛式的发展，不仅导致患者就诊不便、医疗资源和资金浪费，而且阻碍了健康大数据的系统开发和建设。[189]

第五章　基因数据

近年来基因数据研究进展异常迅猛，同时又备受争议。2018 年，美国遗传系谱学家芭芭拉·雷凡特（Barbara Rae-Venter）利用 GED-match.com 网站公开的 DNA 数据，协助警方抓获了 20 世纪七八十年代在加利福尼亚州发生的一系列强奸和谋杀案的凶手——约瑟芬·詹姆斯·迪安杰洛（Joseph James de Angelo），而此时，该名凶手已经73 岁了，隐匿 40 年①。这一事件被美国《科学》杂志列为 2018 年十大科学突破的第七名，同时，芭芭拉·雷凡特也被英国的《自然》杂志评为 2018 年度影响世界的十大科学人物之一。世界两大著名科学期刊都聚焦于找到凶手的基因检测，表明这一技术已经广泛而深入地介入人们的生活。然而，人们更多地关注其科学价值，却忽略了个人的基因数据对于本人的隐私风险，更没有考虑过对于家族成员、所在种族及整个社会有哪些外部性。

现有文献对以基因组数据为代表的"组学"的隐私顾虑及信任问题缺乏相关的研究。本章通过问卷调查及访谈的方式，对基因数据涉及的隐私态度及行为进行调研，以了解国人的基因隐私态度、数据分享意愿等。

第一节　基因数据的应用价值

随着基因技术的迅猛发展，基因数据的应用越来越广泛。大众了解最多的可能是公安部门在案件侦破中进行的基因检测。事实上，基因检测已经有了很多日常应用，更有不计其数的实验室的探索。

一　悬案侦破的利器

DNA 被誉为证据之王。近年来备受媒体关注的甘肃白银案，就是借

---

① DNA 检验技术破案实例：美国破获 50 年前凶案［EB/OL］. http://tech. hexun. com/2016 – 08 – 29/185772975. html.

助基因检测技术得以告破。而此前，我国已经应用这一技术侦破了多起凶杀、强奸等恶性案件。

法庭科学中的 DNA 检测，就是应用生命科学技术，对案件中与人体有关的生物检材（如血液、精液、阴道分泌液、唾液、羊水、毛发、骨骼、牙齿、人体各种组织器官及其碎块等）进行 DNA 检测，比对所选定的基因组上等位基因的差异，通过计算匹配概率、父权指数等，从而完成个体识别及亲子鉴定[①]。

基因检测的技术应用在案件侦破时也难以避免隐私规制的问题。例如，在加利福尼亚州杀手案件之前，遗传系谱学家雷凡特已经使用了 GEDmatch. com 网站的数据确认了十多个罪案的嫌犯。随着加利福尼亚州杀手的落网，GEDmatch. com 网站随之名声大振，引起了社会各界的关注。

很多关注者对该网站提出了隐私保护方面的质疑：警方使用网站上个人 DNA 数据对比破案，是否要经过个人授权同意，如果本人不同意，警方是否能强制使用？尽管该网站做出了警方需要征得个人同意才能使用个人的 DNA 进行刑事鉴识的回复，并且强调如果个人不同意自己的 DNA 样本被用于刑事鉴识，在提供样本之初可以向网站注明，并且可以随时撤回自己的 DNA 样本。但更多的人怀疑，当警方需要侦破案件时，会以以国家和社会安全为重和其他不可推卸的理由来强制使用个人的 DNA 样本。

DNA 采集并非一项简单的工作。目前，DNA 的来源一是基因测序公司提取和收集的个人 DNA 样本，二是个人自愿提供给网站的基因数据，如 GEDmatch. com 网站。但是，无论是公司还是网站，都存在着个人基因隐私泄露的风险和不经过知情同意使用的情况。也正因如此，加利福尼亚州杀手落网事件衍生出了一大议题，思考和立法管理个人基因隐私已经迫在眉睫。

二　无与伦比的健康价值

基于基因检测的个性化医疗有可能彻底改变医疗保健行业，尤其是对于当今视为绝症的一些疾病，如艾滋病、癌症，个性化医疗有突出效

---

① DNA 检测技术－公安机关的破案"神器"［EB/OL］. http：//www. fri. com. cn/xwdt/kyxm/95545f6b_4a55_4dab_841f_8b86487d4150. html.

果。也有一些人因为有疾病相关的基因，即便没有患上疾病，仍然采取个性化的预防性治疗。例如，2013 年好莱坞知名女星安吉丽娜·朱莉（Angelina Jolie）公布自己已经接受预防性的双侧乳腺切除手术，以降低罹癌风险。

近年来，科学和医学发展已经证明基因及其变异表达（表观遗传学）和微生物组（肠道细菌）在保持健康中起着重要作用。基于海量数据，新兴的精准医学科学可以基于患者数据来提供个性化医疗方案。一方面，基于患者基因数据分析疗效时，一些药物可能完全无效甚至适得其反。另一方面，通过全面的基因组筛查，可根据患者的病情量身定制药物，从而得到更好的疗效。

一个完整的患者记录大约有 6TB 数据，人工无法利用这一海量数据，唯有机器学习算法可以快速分析、预测患者基因组谱，找出最佳药物治疗方法。因此，人工智能是精准医学的重要技术支撑。由于人工智能的加入，隐私风险也从纯医疗环境蔓延到了人工智能数据采集、加工、分析、处理、应用的诸多环节。

三 潜力巨大的商业价值

基因数据的商业价值日益凸显，国内外基因数据产业欣欣向荣，诞生了多家龙头企业，出现了一大批独角兽企业，新创企业更是雨后春笋。这些企业主要围绕基因数据进行挖掘，提供健康产品及服务。

首先，基因相关的产品服务需求旺盛。这些产品主要基于基因的测序，形成了很多细分市场。一是肿瘤方面的预测，基于基因数据预测患肿瘤的概率，并进行预防性治疗；二是儿童的发展潜能预测，根据基因数据预测儿童未来的兴趣爱好、特长及教育和职业发展规划；三是关于胎儿的预测和分析，分析胎儿的发育质量、各项生理机能检测等。

第二，基因相关的技术服务突飞猛进。基因测序产生的数据量大，更新频率高，下机数据经过分数据机之后，存储到数据空间中。分数据机、数据空间及数据分析过程等都需要专业的技术服务。此外，基因数据分析对于计算能力要求很高，一些公司提供专门的云平台，以便于科研工作者进行基因数据分析。

第三，基因相关的医学及药物研究。某些基于基因测序的干细胞研究，以及相应的药物研发工作中，需要进行一系列的医学检测。在这些过程中，也都需要利用基因数据。

第二节　基因隐私问卷设计

基因储存着生命的各种信息。随着技术的不断进步，基因数据的获取成本日益降低，使用范围不断扩大，人们的隐私泄露风险也日益增加。为了调查人们对于基因隐私的了解程度及态度，以便完善相应的保护机制，课题组通过"金数据"问卷调查平台进行了问卷调查（见附录一）。

一　调查对象

由于问卷主要通过多个微信群进行发放，由受调查者自愿填写和转发，调查对象具有随机性。

二　调查方法

课题组参考国内外相关文献，自行编制了调查问卷，经反复修改及预调查后形成最终问卷。本次问卷调查采取了在线调查为主，面对面深度访谈为辅的方式。调查问卷挂在专业调查网站"金数据"网站（https://jinshuju.net/forms/xVtftb）。问卷主要通过微信群和 QQ 群随机发放，邀请群成员自愿填写。

2019 年 5 月初设计问卷，通过小规模的预调查后，对问卷进行了完善。问卷正式发放始于 2019 年 5 月 27 日，截至 9 月 29 日，共回收问卷565 份。由于问卷选项设计时，除了第 11 题是主观题，其他都是单选题，均设置为"必填项"，所以封闭式选项没有空白项。为了避免有人随意乱填问卷，刻意设置了验证性的题目（第 1 题和第 2 题，后文将详细介绍），剔除无效问卷，有效问卷共 560 份，有效回收率达99.12%。

第三节　调查结果基本情况分析

一　研究对象人口学分析

表 5 - 1 为研究对象人口学分析结果。

表 5 - 1   研究对象人口学分析结果

人口学资料		例数	占比（%）
性别	男	284	50.71
	女	276	49.29
年龄	17 岁及以下	4	0.71
	18～30 岁	228	40.71
	31～45 岁	280	50.00
	46～60 岁	44	7.86
	61 岁及以上	4	0.71
受教育程度	初中及以下	13	2.32
	高中/职专	53	9.46
	本科	371	66.25
	硕士研究生	89	15.89
	博士研究生	34	6.07

从样本分布来看，性别方面，男性稍多，占比为 50.71%。年龄结构方面，以 18～30 岁、31～45 岁的人群为主，两者相加占比约为 91%，因为无论是互联网用户还是移动互联网用户，这两个年龄段的人群都是主力。由于是自愿填写，老人或者未成年人对于基因相对更为陌生，可能不少人放弃了填写问卷，所以大龄受调查者和低龄受调查者的比例比较小。从受教育程度来看，本科学历的受调查者最多，研究生学历（含硕士研究生和博士研究生）的受调查者占比也达到了近 22%，受调查者基本为受过高等教育的人群。低学历者对基因更为陌生，缺乏填写问卷的积极性。总体来说，鉴于基因这一主题存在客观的技术门槛，相当一部分社会群体对此并不了解，问卷抽样效果达到了研究的预期。

二　调查问卷的完整度分析

调查问卷共设置了 14 道题目，1～10 题是单项选择题，调查人们对基因、基因隐私的认知水平及态度。11 题是开放问答题。最后还有 3 题是关于人口学特征的单选题。回收的 560 份调查问卷都完整地回答了所有选择题，属于有效问卷。第 11 题也有部分受调查者回答。调查问卷的完整度较好。

第四节　调查结果隐私态度分析

一　大众对于基因隐私了解较少

（一）大众对于基因了解较少

图5-1为被调查者对基因测序了解的程度，图5-2为被调查者对基因检测和基因测序区别的了解情况。

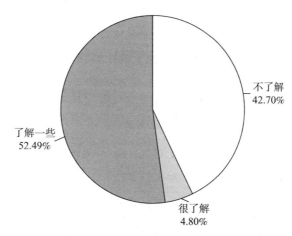

图5-1　被调查者对基因测序的了解情况

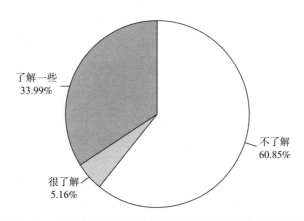

图5-2　被调查者对基因检测和基因测序区别的了解情况

基因知识一般会在初中生物课程中介绍。由于义务教育的普及，绝大部分人应该对基因有一些粗浅的了解。近年来，生物信息技术发展迅速，在大中城市出现了一大批提供基因测序及基因检测服务的企业，善于观察的人应该对基因检测及基因测序有基本的了解。尤其为了实现优生优育，医院都会让胎儿进行唐氏综合征筛查、耳聋基因筛查，这些实际上都是基因检测。为了调查大众对基因检测及基因测序的了解程度，问卷中设计了两道题。其中第 2 道题还作为验证题，没有直接问受调查者是否了解基因测序，而是问受调查者"是否了解基因检测和基因测序的区别"。如果受调查者第 1 题选择了"不了解"，而第 2 题选择了"很了解"，则说明受调查者是随意填写的，因为不了解基因测序，就不可能很了解基因检测与基因测序的区别。

调查发现，人们对于基因数据的了解比课题组预期的低。很了解基因测序的人占比很低，仅 4.80%，不了解的达 42.70%。进一步询问受调查者是否了解基因检测和基因测序的区别。由于两者有一定的联系和区别，能更好地区分答题者是否真正了解基因的相关基本知识。统计结果表明，不了解的比例进一步增加，达到 60.85%，即使是本科以上学历者也有 41.65% 的人表示不了解基因测序。

（二）大众对于基因数据的归属认识不深

基因数据的归属是一个复杂的命题。由于遗传信息是通过代际传递的，任何人的遗传信息都来自父母，如果生育又会遗传给子女。个人如果随意分享基因数据，不仅给自身带来隐私风险，也会带来复杂而广泛的外部性。虽然目前没有明确的法律规定，但相关的法律已经表明，基因数据不可能被认定归属于个人。例如，自 2019 年 7 月 1 日起施行的《中华人民共和国人类遗传资源管理条例》规定，对重要遗传家系和特定地区人类遗传资源实行申报登记制度。该条例还对采集、保藏我国人类遗传资源，利用我国人类遗传资源开展国际合作科学研究等事项，明确了审批条件，完善了审批程序。

问卷调查结果显示，绝大部分人认为基因数据属于自己，占 67.97%（见图 5-3）。由于基因是由父母遗传下来的物质，自己还有可能要遗传给子女，因此不能说基因数据就属于自己。可见，人们对于基因数据的特征缺乏了解。

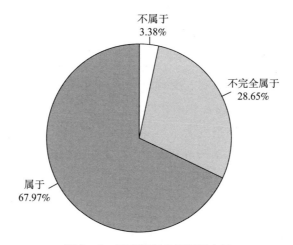

图 5 – 3　基因数据是否属于自己

　　如图 5 – 4 所示，在"分享基因数据是否需要征求家人意见"这道题中，绝大部分受调查者认为应该征求家人意见，达到 71.89%。这与第 3 题结果，67.97% 人认为基因数据属于自己，看起来有些冲突。选择"基因数据属于自己"的受调查者中，有近 1/3 的人选择需要征求家人意见。出现这种相对矛盾的态度，原因可能在于国人家庭观念比较浓，做重要的决定往往与家人商量。

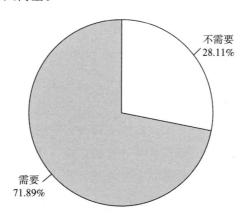

图 5 – 4　分享基因数据是否需要征求家人意见

　　由这三个相关题目的调查结果可以看到，即使在一个受过高等教育、以青年和中年为主的群体中，对于基因的认识也是较为薄弱的，对于更加广大的人群来说，对基因数据的了解程度可能更低。

二　匿名与否对于分享意愿影响很大

精准医学的发展需要大量个人健康数据的积累，尤其是基因数据。然而对于实名分享基因数据，受调查者普遍持保守意见，仅 10.71% 的人愿意免费分享基因数据。然而在匿名分享的情况下，人们的分享意愿显著增加，大部分受调查者表示愿意分享基因数据，其中的 33.21% 的受调查者愿意免费分享基因数据。有 37.50% 相对保守的受调查者，即使进行了匿名处理，也不愿意分享基因数据（见图 5 - 5）。

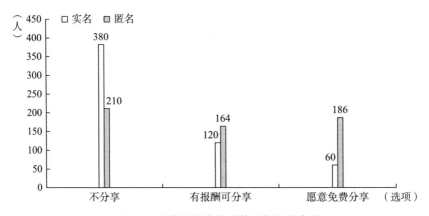

图 5 - 5　实名及匿名分享基因数据的意愿

在有报酬分享的情况下，21.43% 的受调查者同意实名分享，29.29% 的受调查者同意匿名分享，有报酬对于分享基因数据而言是有激励作用的，但是，激励作用不如匿名的作用大。总的来说，做好匿名处理比金钱鼓励的效果更好。

同时，也应该看到，有约一成的受调查者愿意在实名的情况下免费分享基因数据。通过与若干位受调查者的访谈，笔者发现愿意实名分享者一方面对于基因隐私风险认识相对缺乏；另一方面他们认为自己头脑聪明、身体健康，"优秀基因不怕分享"，不会因基因缺陷而受歧视。

三　不同场景基因检测态度差异大

在现实生活的不少场景中，人们面临着是否进行基因检测的选择。检索中英文文献发现，较多出现的场景有求职、婚恋和保险。受调查者在不同场景的态度差异很大。

广东佛山 2009 年公务员考试中，有 3 位考生由于被查出携带地中海贫血基因，被拒绝录用。这 3 名考生继而向禅城区法院提起行政诉讼。禅城区法院做出一审判决，驳回 3 位原告的诉讼请求。这起被称为"国内基因歧视第一案"的案件曾引起社会各界的广泛关注。面临求职中的基因检测要求，有 26.56% 的人坚决反对进行基因检测。63.64% 的受调查者认为，如果确实职业需要，同意进行基因检测（见图 5-6）。

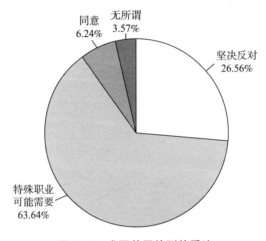

图 5-6 求职基因检测的看法

2019 年 12 月 1 日起施行的《健康保险管理办法》中，有这样的规定："保险公司销售健康保险产品，不得非法搜集、获取被保险人除家族遗传病史之外的遗传信息、基因检测资料；也不得要求投保人、被保险人或者受益人提供上述信息。保险公司不得以被保险人家族遗传病史之外的遗传信息、基因检测资料作为核保条件。"而且禁止保险公司根据基因数据进行区别定价。早几年经常有保险公司开展营销活动，购买健康保险赠送基因检测服务。目前这种营销活动基本绝迹。对于购买保险，与求职的情况类似，有 26.61% 的人坚决反对基因检测。62.14% 的人认为需要根据保险种类来确定是否同意基因检测（见图 5-7）。

有一款约会应用 Pheramor 要求用户提交由特制的工具采集的口腔内膜样本，然后公司内部的科学家团队把和吸引力相关的特定基因进行排序，从而识别出哪些用户配对会比较和谐。国内也有一些基因公司宣称可以通过基因检测预测双方孩子的长相。基因检测在婚恋中的影响力日益凸显。问卷调查结果显示，有 43.59% 的受调查者认为婚恋中，基因

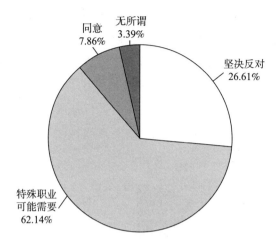

图 5 – 7　购买保险基因检测的看法

检测很有必要，但是也有 24. 91% 的人坚决反对，还有 31. 49% 的人认为无所谓（见图 5 – 8）。

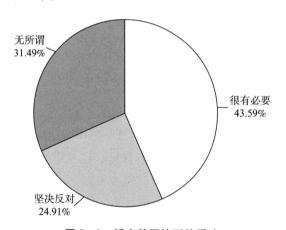

图 5 – 8　婚恋基因检测的看法

"无所谓""具体情况具体分析""特殊情况（如职业）可能需要"等态度往往意味着更多的否定态度，而非更多的肯定态度。总体来看，对于求职、保险中的基因检测，受调查者是较为反对的；然而对于婚恋中的基因检测，却有许多人表示支持。

四　过半数人反对基因歧视

尽管目前基因歧视的存在还不普遍，随着基因测序的日益普及，基因歧视也会难以避免地出现。毫无疑问的是，基因歧视将使人类社会的不平等面临着新的严峻考验。由此遭受挑战的不仅是商业行为中的买卖关系、雇佣被雇佣关系及教育公平问题，还包括人类社会最为基础的婚姻家庭关系和族群认同。问卷调查结果显示，认为基因歧视不合理的受调查者达 48.40%（见图 5 - 9），38.43% 的受调查者认为应该具体情况具体分析。此外也有 9.25% 的受调查者认为基因歧视是合理的。与持此类观点者访谈，他们认为"物竞天择，适者生存，基因歧视存在即合理"。

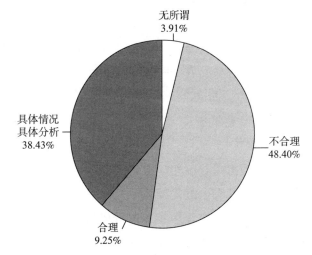

图 5 - 9　对于基因歧视的态度

五　其他可能存在的基因歧视

第 11 题为开放式问题，让受调查者列举其他可能存在的基因歧视。有些受调查者没有填写，或者填写了"不知道"，以及填写了之前出现过的求职、婚恋等，仅 123 位受调查者为有效回答，其中有两位列出了两项，因此有效回答共 125 项，其构成如图 5 - 10 所示。

教育机会是人们关注最多的议题。很多人担心在学校的招生录取方面，拥有某些基因的人群可能被剥夺受教育的机会，或者在教育竞争中受到不公平的待遇。现在无论是高等教育还是基础教育都存在较大的竞争压力，人们担忧基因检测影响教育公平。

社交活动是受调查者关注度第二高的议题。受调查者担心在日常交友、集会、社团活动中，某些基因的人群可能会受到排斥或者敌视，例

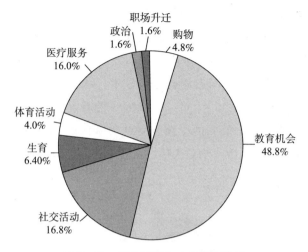

图 5 – 10　其他可能存在的基因歧视

如，不少媒体报道的"犯罪基因"。这样可能使得这些群体被社会孤立，从而形成社会鸿沟。

　　医疗服务是受调查者关注度第三高的议题。首先，人们担心拥有某些基因的人群可能会被社会公共医疗体系排除在外，或者说被某些医院或医生拒诊。例如，发现某类基因患者医治成功率低，为了不影响医生或者医院声誉，拒绝诊治。其次，人们担心医院以后排队根据基因安排，而非根据传统的先来后到的顺序。从另一个角度来看，掌握基因数据是进行精准医疗的基础。较之于传统的标准化医疗，根据基因数据制定个性化的治疗方案是医学发展的趋势。对于医疗服务的担忧，尤其需要关注。

　　不少受调查者提到了生育问题。他们担心基因数据的应用，一方面会使某些基因携带者被剥夺生育权利，另一方面会使一些胎儿被扼杀，或者一些胚胎被人为干预进行基因编辑。尤其是 2018 年的贺建奎事件，使人们对于基因编辑婴儿的人生深感不安。也有一些人担忧，可能富人能在生育阶段就进行干预，孕育更加优秀的后代，真正赢在起跑线上，加大了贫富差距。

　　也有一些受调查者提到了购物。担心商家掌握了消费者的基因数据，进而能分析消费心理，针对不同消费者收取不同的价格。

　　有些受调查者提到了体育活动。有受调查者提出，以后的体育竞技可能根据基因选拔选手，很多不具备某基因的人会被剥夺参与该项体育赛事的权利。

有些受调查者提到了职场升迁。有受调查者担心，以后各类社会机构或组织根据基因数据来决定升迁，而不是根据业绩。"干得好不如生得好"。这样对于某些不具有领导基因的人很不公平，将没有升迁机会。

还有受调查者提到了政治。有受调查者提出，将来国家领导人的选举可能要进行基因检测，政治团队的组合可能不再根据现在的地区、民族等因素，而是某类基因的携带者组成了一个政党，或者利益集团。

第五节　基因数据使用存在的问题

与高收益相伴的是高风险，基因数据的利用也不例外。由于基因数据有一些独特性，较之于其他个人数据，隐私风险的影响更大，不仅关系到数据主体，还关系到数据主体的家族、种族及整个社会。

一　数据主体的隐私风险

基因组分析不仅可以揭示个人当前健康状况的信息，还可以揭示未来健康风险的信息，并且这种揭示信息的潜力会不断扩大。这些分析对于患者和健康服务提供商是有用的，因为它们有助于提供个性化药物。然而，随着个人遗传和基因组信息越来越多，消费者将面临新的隐私风险。例如，如果这些信息被商家掌握，并且与其他数据结合起来，可能进行精准营销、价格歧视，甚至在就业和保险市场进行歧视。因此，正如 Miller 和 Tucker 指出的，遗传信息的隐私保护力度应该要超越普通健康数据。[206]

Oster 等研究了大约 1000 位患有亨廷顿舞蹈病（Huntington's disease）的风险人群。这是一种基因对发病率有显著影响的退行性神经疾病。研究发现，携带该基因突变的个体购买长期护理保险的可能性比普通人群高 5 倍。这就是典型的保险市场逆向选择的证据。其他基因，如与乳腺癌、结肠癌、帕金森病和阿尔茨海默氏病风险增加有关的基因也已被鉴定出来，并且对这些基因的检测越来越普遍和更加精确。[10] 一方面，这些信息可能对开发疫苗、免疫和治疗方法有用；另一方面，医疗机构、保健品商店、保险公司等可能对这类信息感兴趣。尽管在美国、欧盟等国家和地区明确限制保险公司收集和分析个人遗传信息，中国也出台了相关的规章制度，这些信息仍然被大量收集，要杜绝其使用并非易事。

二　复杂而广泛的外部性

2018年11月发生的贺建奎事件，使他作为反面人物进入了《自然》2018年十大人物。基因数据作为遗传信息的载体，相当于人的底层代码。以往对人们来说是一个黑箱，现在神秘的面纱被逐步揭开。十年以前给某个人做基因测序需要耗资100万美元，而且只有有限的机构能完成此项工作。现在基因测序几千元即可完成，大量的公司能提供此类服务。假以时日，基因数据可能会和医院的验血验尿一样稀松平常。在基因数据获取及分析成本不断降低的背景下，应提高社会整体对其外部性的认知水平。

首先，个人的基因数据与其直系亲属的基因数据高度近似。因此，个人基因数据的泄露将直接波及直系亲属。个人的某种基因可能使所有直系亲属在购买相关保险时都要支付更高的价格，甚至被拒绝提供保险服务。

其次，个人的基因数据与所在族群成员也具有较高的相似度。某一族群特有的某些基因既可能成为一种宝贵的资源，也可能成为一个有利于敌人攻击的致命的靶子。例如，目前发病率和死亡数目最多的恶性肿瘤之肺癌主要分为非小细胞癌和小细胞癌两大类型，其中，非小细胞癌占85%以上。EGFR（Epidermal Growth Factor Receptor）突变是该病最常见的驱动基因，在患者中大约占比17%，然而在中国患者中占比高达30%以上。因此，有一类药物在欧美患者中效果不太好，在中国患者中的疗效却非常好。[①] 可想而知，药厂针对该基因研发的药物在中国就能获得丰厚的利润。如果是针对基因而研发的武器，则可能使目标种群陷入危险境地。

---

① 2018年非小细胞肺癌市场分析和趋势走向——靶向药物篇 [EB/OL]. https://med. sina. com/article_ detail_103_2_53333. html.

第六章　可穿戴设备收集的数据

　　可穿戴技术和物联网的普及，推动着全球数据量经历爆炸式增长。[10]
尤其在健康领域，可穿戴技术和物联网可以持续进行患者监控，所收集的
数据成为健康大数据重要组成部分。但可穿戴设备也会带来隐私风险，可
能带来非常严重的后果。可穿戴设备收集的数据，可以分析用户的情绪、
压力水平、习惯、睡眠模式、运动等。如果将分析结果用于信贷、保险和
招聘决策，对于用户可能造成经济损失和精神伤害。通过走访一些可穿戴
设备产业链上下游企业及用户，笔者主要分析了可穿戴数据收集及使用情况。

第一节　可穿戴设备概述

　　可穿戴设备技术进步迅速，产品不断推陈出新，功能也日益扩展和
完善，几乎遍布人体全身（见图 6 -1）。

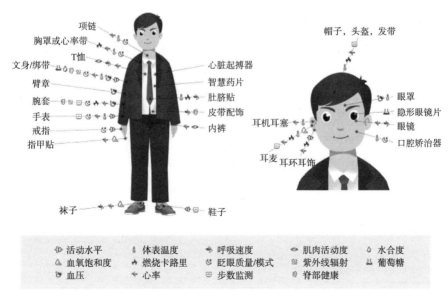

图 6 -1　可穿戴设备类型

资料来源：在 Hatice Ceylan Koydemir[209] 论文图片的基础上补充完善。

一　概念

术语"可穿戴技术"或"可穿戴设备"指的是可以结合到衣服和饰物中的电子技术或计算设备，其可以舒适地佩戴在身体上。[207,208]

虽然可穿戴技术主要指的是可以轻松佩戴和取下的物品，也包括一些侵入式的设备，如植入身体的微芯片、智能文身等。无论是佩戴在身上还是植入人体的设备，可穿戴技术的目的是创建持续、方便、无缝、便携的电子和计算机访问。

可穿戴技术影响深远，尤其是在健康医疗、教育、交通、金融、游戏和音乐等领域。可穿戴技术在这些领域中的目标是将功能性便携式电子产品和计算机平稳地融入个人的日常生活中，尤其对于残疾、老年、婴幼儿等特殊人群有重要的使用价值。

二　应用领域

在进入消费者市场之前，可穿戴设备主要用于军事技术领域。随后，该技术也对游戏和娱乐产生了巨大影响。自20世纪90年代末以来，业界就在探讨使用可穿戴设备的增强现实技术。增强现实技术和可穿戴技术可以结合在一起，实时创建更逼真、更具沉浸感的游戏场景。[210]时至今日，可穿戴设备正在从护目镜、背包等大型设备转向更小巧、更轻便、更具移动性的物件。

随着各领域的潜在用途不断增加，可穿戴技术对未来的社会和文化影响不应该被忽视。目前，消费者可以使用的手持设备，如智能手机和平板电脑，已经在全球范围内改变了技术和社会环境。例如，在公共场所，几乎人手一个手机，连吃饭、睡觉、上厕所都不离身。这种情况即便在20世纪末都是很难想象的。考虑到这一点，可以预测，可穿戴技术将很快再次改变技术和文化领域，甚至可能完全改变手机和其他手持设备的性质。

三　产品形态

目前市场上手机越来越小巧和优雅的时尚潮流，对可穿戴设备的影响很大。时尚、实用性、功能和设计都将被可穿戴设备考虑在内。这种对技术和美学的考虑，在智能手环和手表等设备中已经很明显，一般具有非常时尚、轻巧和不引人注目的设计特征。

这些特征也同样蔓延至医疗保健和医学的可穿戴设备。医疗工程师正在开发各种各样的可穿戴设备，如"智能戒指"或"智能衬衫"等。这些产品都不显眼地监控患者的健康状况，实时监控生命体征和发送生物反馈信息到后台站点，然后进行数据分析。[211]

第二节　收集数据的类型

可穿戴传感器在生成大数据方面具有巨大潜力，它能够持续地收集数据，收集的数据往往都具有真实性和有效性，收集的数据范围也很广，一般有以下数据。

一　基础数据

上述类别中的每个可穿戴设备都会收集以下数据。

（一）用户注册数据

用户使用可穿戴设备都会进行注册。为了获得个性化服务，用户注册信息会尽量翔实和准确。不仅包括出生年月、性别等基本信息，还会包括身高、体重、三围等信息。

（二）位置数据

地理空间坐标是可穿戴设备必不可少的数据项。用户任何一点位置的移动都会被设备记录并传输回后台。只要设备在正常使用，就会完整记录用户全天的行踪。

（三）连接数据

可穿戴设备可能会连接到多台手机或者电脑进行数据传输，连接过程中将收集这些设备的信息和共享信息。

（四）警告数据

可穿戴设备在服务用户时会碰到触发警告的情况，如监测心跳的设备一旦发现心跳异常，就会向用户报警。这些数据往往都很有挖掘价值。

二 定制化数据

定制化数据则根据可穿戴设备的具体功能设计而定。有些可穿戴设备主要监测运动状况，就会收集步数、运动距离、运动时间、心跳等数据。有些更为专业的设备可以收集生物识别数据，如心率（心电图和心率变异性），脑波和人体肌肉生物信号，以提供医疗保健领域的宝贵信息。[212]

三 经过处理的数据

这种数据主要出现在有边缘计算能力的可穿戴设备中。边缘计算主要指可穿戴设备不仅仅只是收集和传输数据的工具，自身也配备了计算功能。许多控制通过本地设备实现而无须交由云端，处理过程就在可穿戴设备中完成。此时，这些设备将提供经过处理的数据。

第三节 可穿戴设备数据的应用价值

根据著名的市场研究咨询公司"市场和市场"（Markets and Markets）的预测，到 2021 年，医疗可穿戴设备的全球市场规模预计将达到 121 亿美元，美国是全球最大的市场。通过远程监控患者，可穿戴设备提供对健康记录的实时访问，并提供更快的诊断和治疗条件，从而增强医疗保健系统的能力。随着可穿戴设备领域的迅猛发展，研究人员正在将重点从数据收集转移到数据挖掘技术，如统计分类和神经网络算法等，对收集的数据进行智能算法的开发。

一 医疗行业的应用

可穿戴设备使用方便，不引人注目，并且具有诸如无线数据传输、实时反馈和警报机制等功能。迄今为止，大多数可穿戴设备仅限于个人健康和健身市场，在医疗方面的应用相对较少。由于医疗方面有严格的监管，将个体健康和健身市场中的可穿戴设备采用和过渡到临床环境，需要通过严格的监管程序。关于医疗和个人健康管理方面的应用，应用篇中将进行详细介绍。

二 其他健康行业的应用

利用可穿戴技术的好处远远超出了医疗保健系统，其他健康行业已经开始利用这些设备收集的数据。

（一）保险产品

保险行业十分看好可穿戴设备应用前景，积极探索收集数据的价值挖掘。如奥斯卡健康保险公司（Oscar Heath Insurance）的保险政策规定，每次达到每日步数目标时，都会给其客户的信用卡返还 1 美元。

（二）大公司的自我保险

国外有一些大公司不为员工购买商业健康险，而是进行自我保险。Cigna 已经为数千名员工分发了具有数据记录和传输功能的臂章。Autodesk 已经购买了跟踪器并将其分发给员工。石油巨头英国石油公司的员工如果愿意佩戴 Fitbit，并允许公司跟踪他们的日常工作步数，公司就会给予相应的激励，如减免他们的保险费用。还有些公司鼓励怀孕的员工使用 Wildflower（一种孕妇用 App）来指导保健，以减少孕产妇相关的医疗成本。一些自我保险公司计划向吸烟员工的保险费增加 50 美元的附加费。

第四节 数据使用存在的问题

医疗可穿戴设备在日常医疗保健中广泛使用，这是因为用户需要获得更高质量的医疗服务，愿意提供自己的各类数据，而且医疗方面严格的规范也使用户建立了信任关系。非医疗环境下可穿戴设备数据的使用，则存在更多的风险。

一 利益相关者的冲突

随着医疗市场对物联网可穿戴设备的需求不断增加，利益相关者的数量也在增加。核心的利益相关者包括可穿戴设备制造商、医疗保健提供者（医生、医院和实验室）、基础设施提供者、监管者及同意使用这些设备的患者。基础设施提供者支持着可穿戴设备的正常运行，如信息基础设施提供商、技术支持提供商和 App 开发商等。

外围的利益相关者包括雇主、保险公司、数据经纪人和营销人员等。

他们是物联网设备提供的信息的用户，既不参与制造、销售或支持物联网设备，也不参与信息创建或交付过程。换句话说，他们不直接生产可穿戴设备，也不直接收集健康数据。他们是通过利用医疗保健相关的物联网技术来获取经济回报。

利益相关者都想获得数据的控制权，或者至少能从数据中获利。对于医疗可穿戴设备的数据，目前医院的控制权得到了法律的保护，其他利益相关者在积极争取甚至设置后门暗中截留数据。对于非医疗可穿戴设备的数据，尚没有相关的法律规范。

二　对于个人自由的干涉

有人认为通过可穿戴设备监控顾客或雇员的健康状况是对个人自由权的侵犯，因为健康与否是个体生活方式自主选择的产物。相比之下，存在另一种视角来看待此问题。Biltekoff 认为，敦促个人做出负责任的选择，以保护自己的健康，而不应该依赖政府的医疗保障和服务[213]。这里面既有经济利益的权衡，也有伦理道德的考量。

三　用户隐私保护

可穿戴设备收集的敏感数据也引起了人们的警惕，不少人由于担心泄露隐私而拒绝使用。隐私一直是可穿戴设备发展绕不开的拦路虎。

（一）用户授权

知情同意是个人数据收集和使用的基本前提。可穿戴设备收集个人信息时，用户通常不知道该信息的价值，对于数据的使用也不知情。随着数据集的组合、转移、共享或销售，个人数据的用户和处理器之间的关系也变得越来越复杂。隐私授权协议中不披露可以访问用户数据的第三方身份的条款限制了消费者"知情"同意的能力。此外，同意通常写得十分宽泛，或者淹没在大量的细节中，抑制用户的理解，从而使"有意识的选择"变得毫无意义。这些声明使用户丧失了应有的控制权。实际上，消费者并不真正分享而是"放弃"信息。[214]

（二）隐私规制

在美国，医疗保健可穿戴设备收集的数据受到各种法律保护。有部门特定的法律，如美国残疾人法、儿童隐私保护法和公平信用报告法，还有联邦和各州制定的关于医疗保险和消费者歧视的法律。在监管方面，美国食品药品监督管理局（Food and Drug Administration，FDA）负责对医疗器械进行监管，但没有规定普通的健康可穿戴设备需要被其监管。

欧盟监管机构对于使用可穿戴设备跟踪员工一直持警惕态度。目前，不少企业会使用可穿戴设备收集数据，用来改善员工的健康状况，并降低医疗保险费。按照 GDPR 的要求，雇主在使用可穿戴设备时，不仅要披露是否会监控员工，而且还必须告知监控方式和监控目的，并且获得员工的同意。有一些隐私保护组织则更为激进，认为应禁止雇主向员工提供可穿戴式跟踪设备，如健身监控器和智能手表，以跟踪员工的健康状况；即使这些数据是完全匿名的，即使获得员工的允许，雇主也不应该访问和使用这些设备创建的数据。

（三）数据权属

随着个人健康数据的广泛使用，用户、医疗专业人员和健康信息技术服务商都担心这些信息最终会落入不法分子之手。患者、医生和第三方谁拥有数据或者谁有权访问数据，已经成为一个亟待解决的问题。大多数医疗保健系统尚未配备基础设施来自行解决这些问题。可穿戴技术公司，特别是那些想要打入医疗保健市场的公司，必须在其解决方案中加入安全和隐私机制来解决这些问题。如果没有相关的安全措施，用户、医疗专业人员和健康信息技术供应商将不愿在医疗保健实践中应用可穿戴设备。

四　数据质量缺乏保障

可穿戴设备数据的应用潜力很大程度上取决于数据的质量及其相关性。如果它不具有医学相关性，那么可穿戴设备的数据很难实现其现金价值。当前来自可穿戴设备的数据不能可靠地用于诊断、治疗或管理健康状况。虽然数据可能能够提供某些身体生命体征和指标的一些见解，其诊断或治疗健康状况的总体适用性和有用性是有限的。

尽管可穿戴设备可以产生大量数据，从临床角度来看，大多数数据并不重要，主要是因为它们的结果缺乏准确性和一致性。如果利用不准确或不一致的数据，医生有误诊的风险。对于易于在医疗保健中使用的可穿戴设备，第一步是确保它们为医生提供精确的医疗等级或临床相关数据，以有效地用于患者护理过程。

第三篇　重要应用

我国人口基数大，健康需求总量也大，健康产业收集的数据规模也大。健康数据非常复杂，传统的数据管理方法难以有效地处理。实践中，快速发展的大数据技术才能够高效处理更新迅速、来源多样、结构化和非结构化数据并存的健康数据。在需求拉动和数据资源的支撑下，各种健康大数据应用创新不断涌现。通过实地调研和访谈，本篇从医疗、健康相关公共事务、健康保障与金融、个人健康管理等主要领域选择了一些发展较快或前景较好的重要应用，分析这些应用的现状、主要功能、发展前景、典型案例、存在问题和挑战等。

第七章 医疗

医疗已经成为数据密集型行业，其收集的数据贯穿人的全生命周期，包括诊疗数据、影像数据、实验数据、仪器数据、临床数据、账单数据、管理数据、医用函件等多种类型。医疗保健中绝大部分数据都是非结构化数据和半结构化数据，不能存储在传统的关系数据库中。[215]大数据分析管理系统与传统管理系统在分析过程中的主要区别在于，前者具有分析半结构化或非结构化数据的独特能力，能够基于这些数据揭示以前很难或不可能确定的重要关联模式。[191]这种能力在医疗健康事业中的应用备受关注。对于大数据技术来说，分析能力（Analytical Capability）是核心能力。基于大数据技术，还能使人们具有快速洞察能力（Speedy Insights Capability）、预测分析能力（Predictive Analytics Capability），以及互操作能力（Interoperability Capability）和可追溯性（Traceability）。医疗数据是改善医疗服务、提高医疗效率、增加医疗资源的宝贵财富。尤其随着应用的日益深入，大数据技术将推动医疗降低成本、提高费效比。

第一节 辅助临床诊疗

20世纪90年代循证医学（Evidence-based Medicine）的兴起，标志着临床医学从经验性医学向以客观证据为导向的当代医学转变。[216]大量的高质量临床研究和整合分析为提高医疗卫生决策水平起到了重要作用。在这一过程中，大数据的作用日益凸显。Belle等指出了医疗保健中大数据分析应用的三个主要领域：影像处理、信号处理和基因组学。事实上，近年来医疗大数据应用领域不断拓展。[217]

一 临床诊断

目前，医生往往要花费大量时间回答患者的简单咨询问题。基于大数据技术的智能咨询系统可以为这些问题提供答案，方便患者快捷地获得想要的信息，也能够把医生解脱出来，使医生的精力能够更集中，使医生这一资源的利用率更为高效。

（一）提高医生诊断质量

随着医学知识日益复杂，知识更新加快，学科的交叉融合紧密，而医生能够用于学习的时间却越来越少，学习的滞后和理解的偏差极易导致临床诊断的差错。

借助健康大数据，临床医生可以充分利用既往临床诊疗经验数据，弥补由时间不足、知识更新太快可能导致的疏漏。例如，大数据分析系统可以为医生提供历史病例的搜集、整理、分析，在医生输入相关诊断后，可提示临床数据分析结果，以及相关临床指南、临床研究结果和药物特性等。更进一步的是，在健康大数据的基础上，大数据算法通常能够针对临床方案提供最佳可用的信息，医生根据最佳可用信息做出个性化的临床诊断，[218] 通过识别模式和破译关联，大数据可以促进自主决策。[219]

（二）提高医生诊断效率

在诊疗阶段，当医生输入新病人的特征变量时，建立在大数据诊疗模型基础上的系统可以给出相似病患的各种已有处理方式和诊疗建议等，能够有效压缩诊断时间，并提高诊疗精准度。在转诊时，个体数据、诊疗数据等的有效整合，能保持医疗服务的连续性和及时性。

美国斯坦福大学医学院开发了名为"和你一样的病人"系统，该系统积累了上百万条病例信息、治疗方案、药物等数据。若医生键入患者的身体状况、不适部位、年龄等，系统在很短的时间内就会从海量的数据中筛选出个性化的诊断结果和治疗方案。这种治疗方案不仅可能比医生的方案效果更好，还能让更多病人获得属于自己的"最佳疗法"，而且显著提升了临床诊断的效率。

（三）影像处理智能化

基于海量数据，人工智能技术能够快速准确地标记影像图片上特定的异常结构，从而提高图像分析的效率，这使影像处理成为医疗人工智能最成熟的领域。

例如，目前肺结节患者的规模很大，早期往往通过 X 射线筛查，必要时参考胸部 CT。然而，一方面，并不是所有的结节都有治疗的必要；另一方面，肺结节有一定可能性发展为肺癌，准确筛查十分重要。大量读片，诊断肺部结节，给放射科医生带来了很大的工作压力。

目前，医疗人工智能围绕肺部结节等常见疾病，在学习海量影像图片的基础上，创建了一套阅片标准，并开发出智能影像辅助诊断系统。有了这套系统，医生只要简单操作，机器就能按照阅片标准，把图片上所有异常的部分都标注出来。放射科医师接下来要做的就是在机器读片的基础上对需要更多解读或者判断的内容做进一步确诊。这种医师 + 人工智能的组合极大地提高了诊疗的效率和准确度，成为诊断疑难杂症的好帮手，也有望缓解放射科医生供给缺口问题。

二　临床治疗

随着传感技术、纳米技术等科技的发展，对"人"的信息感知包括从宏观影像到分子基因，从医院到家庭到随身，从离散监测到连续监测，已经打破了空间和时间的限制。[220]大数据分析更引人注目的好处是提高临床治疗的质量和准确性，它能够在几秒钟内处理大量的健康记录，并辅助医生在患者病情恶化前进行积极治疗。

（一）驱动个性化治疗

如今的医疗技术对人的信息获取如此全面，现代医学正在演化为全人全程的信息跟踪、预测预防和个性化治疗。包括个人医疗记录、监护信息、基因数据及环境数据等在内的大量个人健康信息被收集保存，形成以个人为中心的完整健康信息库，使数据驱动个性化医疗成为可能。

对于患者而言，由于个人生理情况千差万别，标准的诊疗方案带来的效果也有所不同。如果能够基于基因数据、个人健康史、药物史制定更有针对性的个性化诊疗方案，患者也可能得到更好的治疗效果。进一步地说，还有一些与患者健康没有直接关系的数据信息，如患者的经济能力、心理因素，有可能对患者的诊疗产生极大的影响。获得这些数据，能够帮助医生、医院对患者形成更深入的了解，能够有效弥补信息不对称，也是个性化治疗方案中医学人文精神的体现。

（二）医疗机器人应用加快

2000 年，达芬奇外科手术系统获得美国 FDA 批准，成为第一个获准用于腹腔镜微创手术的自动控制机械系统。截至 2018 年 10 月，各种型号的达芬奇手术机器人全球手术量超 500 万例，是目前全球最成功也是应用最广泛的手术机器人，广泛适用于普外科、泌尿科、心血管外科、胸外科、妇科、五官科、小儿外科等。

随着达芬奇外科手术系统在美国获准，医疗机器人行业吸引了越来越多的人才和资金。目前，美国 FDA 已经批准了多款手术机器人，手术内容包括腹腔镜手术、白内障手术、特定耳鼻喉手术等。2019 年 3 月，美国医疗机器人公司 Intuitive Surgical（ISRG）的达芬奇 SP 型手术机器人获得了 FDA 批准，可用于经口耳鼻喉科手术中的口咽侧切除术（通常称为根治性扁桃体切除术）和舌根切除术。

尚在实验阶段的医疗机器人项目更是数不胜数。例如，美国麻省理工学院团队开发的一种机器人，依靠磁力驱动，细长柔软。在这款手术机器人发明之前，大脑血管出现栓塞之后，医生必须谨慎小心地引导导管到血栓位置上，再用激光去掉血栓。脑血管细长曲折，血管壁脆弱，手术过程漫长艰辛，操作很难一次成功。有了这款机器人，在狭窄的血管中也能飞快地穿梭，进行大角度的转弯，对于清除大脑血管栓塞十分便利，极大地提高了诊疗的准确性和效率。

先进的机器人技术为以前更危险和更具侵入性的手术和治疗打开了大门。卡内基梅隆大学的研究人员开发了 HeartLander，这是一种微型机器人，可以执行心脏治疗。医生会做一个小切口，然后将机器人导航到心脏的特定部位，在那里机器人会黏附在器官上并进行治疗。HeartLander 与传统的心脏治疗程序相比是一项巨大的进步，因为它更精确、更安全且侵入性更小。

三 错误提醒

人类难免偶尔出现错误，即使是在下拉菜单中选择药物也可能出现错误。患者一旦得到错误的药物，就可能会受到伤害甚至死亡。在治疗阶段，大数据分析技术可提醒医生在治疗操作过程中可能出现的失误，降低医疗事故率。

大数据技术所具有的快速决策功能允许医疗机构自动生成警告或通知，并在适当的时候发送给临床医生，生成临床总结，并使用可视化仪表盘/系统显示。可视化报告通常显示在医疗绩效仪表板上，这些仪表板帮助医疗分析人员识别新出现的医疗问题，如医疗错误、潜在的患者安全问题和不当的药物使用。

通过分析患者药物使用记录，并标记任何看似不合理的内容，大数据可以帮助显著降低药物使用错误率。以色列初创公司 MedAware 已经开发出这种类型的软件，在一项临床研究中分析了 747985 名患者的记录，并从中标记了 15693 名患者。在 300 个样本中，约有 75% 的警报得到了验证。这表明该软件很可能将成为医生的重要工具，可能每年为该行业节省高达 210 亿美元。[221]

美国大都会（Metropolitan）儿科重症病房利用大数据支持的临床决策系统来提示药物药性。它对比医生输入的条目与医学指引，分析发现不同的地方，并据此提醒医生防止药物不良反应、疾病并发症、抗生素适用性等。在应用了这个系统的两个月内，美国大都会儿科重症病房削减了 40% 的药品不良反应事件数量。这仅仅是一家医院的效果，如果能够打通医院、地域之间的医疗大数据，将大数据广泛用于临床疾病的诊治，误诊率在大数据临床系统的控制下会显著降低，医疗效率更高且治疗效果更佳。

第二节 临床研究

临床研究是以临床患者为主要对象，以临床科研的设计、测量和评价为主要内容，对疾病的发病因素、临床方案的评价和临床决策分析进行的科研活动。随着信息技术与数据综合运算在生物医学研究中的交叉融合，临床研究将越来越依赖于大数据。

一 数据密集型研究模式

既往临床研究的研究对象群体范畴、数据获取方式、信息分析和科研组织形式都将面临革命性变化，临床研究"第四范式"——基于数据密集型的临床研究新模式将成为生物医学研究的未来发展方向。[222]

合理利用健康大数据，将极大地增加临床研究的基础数据量。传统的临床研究通常是以部分患者为研究对象，根据样本研究结果进而对全人群进行推导，研究结论在很大程度上受限于样本与总体之间差距。大数据时代的数据采集方式依托互联网，可以把具备某一临床特征的人群都纳入临床研究范畴当中，从而打破研究对象样本量的限制，有利于研究成果的准确性。

二 多维数据收集

大数据技术支撑科学研究从单一数据转向多维数据的收集。传统的临床研究受限于研究经费、研究时间及研究条件，针对某一设定目标，往往设计单因素监测指标；在配置多组实验对照组的情况下，才能设计多因素监测指标。基于大数据技术和分析方法，未来的临床研究可实现无干扰情况下收集受试者的所有相关因素。利用大数据，排除小样本数据分析所造成的偏差，使业务数据能够二次利用，降低临床科研劳动强度，提升工作效率，帮助临床医生提高决策精准度。[223]

第三节 药物研发

越来越多的药厂在药物研发的过程中应用大数据进行需求分析、成本控制等，大数据对于新药研发的作用日益凸显。

一 提高新药研制效率

无论是发达国家还是发展中国家，对新药研制的共识是新型药品能够取代复杂的医疗干预。传统的原创新药研发通常遵循"化合物—靶蛋白—表型变化—疾病治疗"的原则，研发投入逐年增高，研发风险不断增大。将健康大数据应用于药品研制，可以利用全基因组关联分析、基因表达谱联系、药物副作用生物标志等一系列大数据分析方法，挖掘药物的适应症，从而将药物研发引向医药大数据分析的方向。[224]这已成为众多国际制药企业用以规避研发风险、降低研发成本、加快药物上市步伐的重要战略。中国太美医疗公司利用云计算和大数据智能算法，通过临床研究数据采集、药物管理、临床试验项目管理等帮助医药企业分析医药数据，获得了较好的效果。

二 个性化制药

2003 年，人类基因组测序的费用为 27 亿美元。利用大数据可以改善 DNA 的测序，并将价格降低到用于治疗的地步。测序的基因组将为医生提供有关患者健康状况，包括对某些药物的反应以及患某些疾病的概率等相关信息。

在不久的将来，大数据还可以用于为患者的人类基因组创建量身定制的药物，从而获得某种治疗的最佳效果。将所有患者的电子健康记录、饮食信息、社会因素等与已测序的 DNA 相结合，将能够推荐量身定制的治疗方法以及个性化药物。Aurora Health Care 从概念验证开始，已经能够将再入院率降低 10%，并每年节省 600 万美元。

算法还可以结合其他药物来分析某些类型的药物对不同类型患者的影响。在此类模拟过程中，可以对某种药物进行较小的更改，并且可以对调整某种药物后会发生的情况进行情景分析。有了大数据和正确的算法，就有可能通过模拟而不是对实际患者进行研究来做到这一点，从而节省了宝贵的研发时间、研发费用，缩短新药上市时间。

三 降低药物研发成本

通过数据分析，制药厂商可以降低药物开发的高昂成本。在福布斯进行的一项分析揭示了当前药物开发成本的一系列严峻数字，指出一家研究单一药物的公司可能会花费 3.5 亿美元，才能够将该产品推向市场；而同时从事多种候选药物研究的大型制药公司平均为每种新的成功药物投入 50 亿美元。制药费用奇高的其中一个原因是，美国食品药品监督管理局强调制造商将持续过程验证作为验证药品生命周期不可或缺的一部分。持续过程验证包括编写监控制造过程的书面计划，收集数据文档，数据分析及根据监控过程的结果采取的措施。这个过程往往需要投入巨大的人力物力。

药品智能数据应用将改变以往生物制药生产从不同的孤立系统中收集数据，甚至从纸质介质中收集关键数据的模式，统一从生物制药生产生命周期中收集和分析数据，减少这方面的成本。

健康大数据的应用还可以提供更精准的治疗服务。对于医疗保健，人工智能（如 IBM 的 Watson）可以在几秒钟内浏览大量数据，找到各种疾病的解决方案。这种进步已经在进行中，并将随着大数据收集的研究数量而继续增长。它不仅能够提供准确的解决方案，还能为特定的问题提供定制的解决方案。此外，药物公司已经使用咨询公司来搜索临床数据系统，以了解它们的药物在现实世界中是否有效，并且还可以检查哪些临床医生正在开具它们的产品。大数据技术将有助于一些医学理念的实践，如协助临床医生选择最有效且副作用最小的药物，并且可以选择更适合个体的剂量，从而使医疗保健系统更有效率。[225]

第八章　健康相关公共事务

近年来，公共卫生领域逐渐暴露出健康资源布局和结构不合理、医疗资源不足与浪费并存、护理服务质量不高、健康数据零散、标准体系碎片化等一系列问题，亟须提高健康资源配置效率、降低成本。公共卫生管理者通常要在有限资源和预算下，确保提高医疗质量和可及性，从而提升整体健康水平。大数据给健康相关的公共事务管理者提供了一个很好的备选工具。很多国家或地区都在挖掘公共卫生领域的大数据红利。本章在对业界人士访谈和经典案例分析的基础上，介绍我国健康相关公共事务方面大数据的应用价值及前景。

第一节　疾病防治管理

尽管我国经济取得飞速发展，公共卫生服务日益完善，但因贫困和不发达引起的疾病风险、慢性疾病风险及传染性疾病风险仍同时并存，我国面临着非常严峻的疾病防治形势。在职业病方面，截至 2016 年底，全国累计报告职业病已超过 90 万例，且以每年近 3 万例的速度迅速增长。传染病方面，根据国家卫健委通报数据，2019 年 7 月（2019 年 7 月 1 日 0 时至 7 月 31 日 24 时），全国（不含香港、澳门和台湾，下同）共报告法定传染病 943403 例，死亡 2260 人。地方病方面，我国仍有大骨节病、克山病、碘缺乏病等多种地方病，近年来陆续发布《地方病防治专项三年攻坚行动方案（2018—2020 年）》《重点地方病控制和消除评价办法（2019）》等政策文件协调力量，专项攻坚。"健康中国"建设已经提高到了国家战略地位，开展各项疾病防治管理是公共卫生管理领域的重要工作。针对以上疾病防治管理，大数据可以提供以下分析内容和指导性措施。

一 疾病风险早期监测和病因分析

病因分析是指利用大数据从病因学角度分析存在的致病危害和隐患。有研究证实,电子病历系统的大数据分析有助于发现心力衰竭征兆及提供诊断心力衰竭的证据。[226]在电子病历系统中,通过对个体病患的大数据分析,可以追踪、寻找和验证潜在心血管疾病、糖尿病等疾病的危险因素,从而更早地发现潜在病患。

美国公司 Asthmapolis 成立于 2010 年,希望能够借传感器和移动互联网的科学进步,为哮喘病人提供更加个性化的医护支持。该公司开发了一个具有定位功能的跟踪器,用于记录哮喘患者的吸入器使用情况。记录的信息被集中到中央数据库,用于个体或群体的趋势性分析。然后将数据与疾病控制和预防中心整合进行大数据分析,根据一些影响哮喘的气候环境情况,如花粉季、杨絮季等,就能提前为患者制定预防和治疗计划。

二 优化政府疾病预防控制政策制定

健康大数据可以为各级政府部门提供各类疾病防治工作的历史数据,评估各项防治措施的绩效,从而优化疾病预防控制政策。[227]通过梳理临床数据库,能找出针对各类疾病的最佳、成本效益最优的治疗方法,从而有利于优化医疗政策。

第二节 卫生应急处置

包括突发传染病在内的公共卫生应急事件直接威胁到人民群众的生命健康,如果得不到有力控制,将对国家社会经济发展造成巨大损失,甚至会严重影响国家安全。及时发现、及时阻断是公共卫生应急事件防控的常用处理方法。随着信息技术的发展,以大数据分析为基础的监测预警在应急处理中扮演着越来越重要的角色,发挥着不可忽视的作用。

监测预警一直是公共卫生应急处理中的一部分,传统的公共卫生监测信息由基层医疗单位和基层医务人员提供。但是,首先,由于基层医疗机构出发点各异，医院、卫生站、社保经办机构等只存放各单位相关信息，造成监测信息片面、零散；其次，医疗机构条块分割、存在多元管理，信息交流不畅，往往以人工报送的方式传递医疗数据信息，容易造成疏漏和错误；最后，在信息处理方式上，传统的公共卫生监测大部分采用手工方式处理应急信息，效率低，反应慢，缺乏应急综合分析指标体系，造成结果可信度低。

以大数据为基础的监测预警，广泛采集社会因素和环境因素大数据，综合公共卫生应急事件的相关信息，合理运用各种数学模型，针对疾病传播过程，进行仿真模拟，并进行相应的定性、定量分析，从而揭示疾病暴发流行的原因、要素和发展过程，科学预测疾病在一段时间内的流行规律和发展趋势，辅助公共卫生部门制定适宜的疾病防控策略和措施。Google 探测 SARS 在中国的传播情况就是基于互联网大数据监测预警方面较为著名的案例。

就基于医疗健康大数据的公共卫生监测预警而言，有两种主要方式：一是被动监测，也就是通过长期地、系统地采集各类疾病检查结果、影像数据、费用数据等，及时发现某些数据的异常聚集，从而实现对疾病暴发进行早期探查、预警和快速反应。例如，有研究针对流感样病例与非处方药销售量进行相关性分析，结果表明当流感样病例出现时间或空间的集聚性时，非处方药销售就可能出现异常，通过监测非处方药销售即可为公共卫生发出早期预警信号。二是主动监测，也称为参与式监测，也就是志愿者主动提供健康相关信息，以志愿者中疾病和健康事件发生频次或频率估计总体人群情况，从而对一般人群中公共卫生应急事件部分情况做出预测。

但是大数据潜在的公共卫生用途远远超出了现有的范围。环境科学家正在从污染地区捕获大量的空气质量数据，并试图将其与同样庞大的卫生保健数据集相匹配，以深入了解呼吸系统疾病。流行病学家正在收集相关社交性网络的信息，以更好地查明疾病的传播，甚至建立预警系统。疾病研究人员还可以访问人类遗传数据和数百万个细菌的基因组数据库，这些数据可以组合在一起研究治疗结果。

第三节　传染病防控

新冠肺炎具有较强的传染性，为了阻止其传播，社区、企事业单位、医疗机构、政府相关部门及基础政府组织等收集了大量个人信息，旨在通过大数据分析防控疫情。政府部门、医疗大数据企业先后开发了许多 App 小程序，如"疫情实时动态地图""发热门诊分布地图"等，在帮助公众做好自身防护、阻断疫情传播，消除信息"盲区"和缓解因"不确定"导致的恐慌情绪，以及公共卫生管理等方面都起到了积极作用。具体来说，个人信息的大数据挖掘在以下方面发挥了重要作用。

一　传播途径追溯

一旦发现新冠肺炎病例，公共卫生部门迅速综合分析来自通信运营商、铁路系统、公交系统等机构的 14 天以内的行程数据，判断与其接触的人群，逐个筛查密切接触者，找出病毒的传播途径。同时要求密切接触者集中或者居家隔离观察，控制进一步的传播。多起疫情传播案例，一开始找不到传播途径，后来通过大数据分析实现了溯源。

二　传播途径控制

较之于传统的封城封路等手段控制传播途径，大数据技术手段既高效又便捷。一是给人们提供查询功能，判断自己周边是否有病例，自己同车次、同航班是否有病例。二是通过健康码，显示自己是否有接触或者疑似接触史，为日常生活以及后期的复工复产提供便利。例如，北京新发地市场发生疫情时，很多经过新发地或者正在附近的人的健康码就自动变成了黄色，有些人还收到短信提醒。

三　提高诊疗效率

此次疫情中，智能影像行业大显身手。通过大量的患者肺部影像资料学习，大大提高了人工智能系统诊断能力。在医疗资源紧缺之时，辅助医生进行诊断治疗，提高了治疗效率。截至 2020 年 4 月，由汇医慧影开发的新冠肺炎人工智能诊断和筛查软件在国内累计辅助筛查患者超过12 万人。随着疫情的扩散，汇医慧影、依图等公司也给别的国家疫情防控工作提供了有力的支撑。

四　信息及时发布

疫情扩散很容易引起人们恐慌情绪，反而可能加速疫情扩散，甚至影响社会稳定。将全国乃至全球的疫情扩散态势以及人们周边的病例情况及时客观地呈现，需要使用大数据技术。较之非典疫情，此次疫情信息发布能力明显提升。

第四节　新药研制监管

新研制的药物可能是全新的化合物，也可能是对已有药物的改良。无论如何，新药物通常都造价不菲。有些新药给患者带来了显著的治疗效果，有些新药仅带来了一些改善效果，有些药物甚至会产生副作用。以美国为例，在药物批准上市前，美国食品药品监督管理局一般要求有足够的患者试用，但是最多也就几千名试用者；而一旦药品上市，使用者数量剧增，往往很快就能超过十万人；如果该药品进入全球市场，使用者将迅速超过百万人。若能在早期发现药物的不良副作用，就可以尽早修改药物的使用方法和安全警告信息，以避免更大的危险。

谷歌的研究人员 Evgeniy Gabrilovich 在《医药互联网研究》（*Journal of Medical Internet Research*）上发表了一篇文章，利用 1.76 亿条搜索数据，分析出了截至目前尚未发现的、药物可能存在的不良反应。谷歌与美国食品药品监督管理局达成合作意向，就是利用谷歌公司拥有的搜索大数据和大数据分析技术及早甄别药物不良反应。[228]此外，波士顿大学、美国食品药品监督管理局、哈佛医学院等机构利用社交媒体研究药物的不良反应，在 7 个月的时间里分析了 Twitter 的 690 万条发帖，其中，针对药品影响肠胃的投诉及药品对精神影响方面的投诉占比与美国食品药品监督管理局的数据基本一致。[229]

第五节　医疗资源优化配置

卫生管理机构都希望进行医疗资源的优化配置，以有限的资源尽可能多地服务于公众。无论是人力资源、药品、医疗器械、医疗技术还是网点布局，有限的资源都难以保障每个人获得想要的医疗服务。尽管可能不尽如人意，仍然应该保障每个人能够拥有基本的医疗资源。卫生管理部门需要科学的方法来配置医疗资源，这是确保健康中国战略成功的重要起点。在传统管理手段下，供需双方的有效匹配是一大难题。利用大数据，能有效提高资源配置效率。

在医疗资源优化配置方面，大数据分析技术可能产生效果的领域包括：精确定位作为健康资源最大消费者或最大不良后果风险的患者；确定不能带来明显好处或成本过高的治疗、计划和流程；并将临床，财务和运营数据结合在一起，实时高效地分析资源利用率。[145,148,230]

第六节　区域人口健康信息平台

在健康服务信息平台建设方面，我国医院已经建立了不同程度的电子健康档案，信息主要来源于医疗卫生服务记录、健康体检记录和疾病调查记录，完成了数字化存储和管理。2009 年，新标准规定个人基本健康信息档案、疾病控制档案、妇幼保健档案、医疗服务档案、社区卫生档案等五类电子健康档案实行标准化，使我国的个人健康档案更加统一和规范化。"十三五"时期，国家卫健委全面推进"互联网 + 健康医疗"服务，建设互联互通的国家、省、市、县四级人口健康信息平台，全员人口信息、电子健康档案和电子病历三大数据库基本覆盖全国人口并实现数据动态更新。

《国家健康医疗大数据标准、安全和服务管理办法（试行）》的出台，是中国医疗大数据发展史的一次"里程碑"。该办法中明确了健康医疗大数据的定义、内涵和外延，并对标准、安全、服务管理三个方面进行了规范。也进一步明确了各级卫生健康行政部门、各级各类医疗卫生机构、相关应用单位及个人在健康医疗大数据标准管理、安全管理、服务管理中的责权利，对于统筹标准管理、落实安全责任、规范数据服务管理具有重要意义。

区域人口健康信息平台汇聚了大量的健康数据，将成为健康大数据应用的重要舞台，如福州就在进行这方面的探索。

基于福建省区域人口健康信息平台，福州国家健康医疗大数据中心 IDC 项目建成后，首先汇聚了 4 类数据，一是医疗数据，包括患者就诊和相应的用药信息；二是当地公共卫生机构提供的基础数据，如老人的体检信息、儿童使用疫苗的信息；三是卫生主管部门与医疗健康相关的政务数据，如医保参保支付数据、食品药品检验检疫流通数据、基础环境监测信息等；四是社会健康服务机构数据，如养老院入住老人及其护理信息、商业健康保险参保理赔等信息。基于这些基础数据，福州国家健康医疗大数据中心 IDC 项目开发了一些应用。出生缺陷防治大数据平台就是其中较为成功的应用之一。基于福建省区域人口健康信息平台的支持，出生缺陷防治大数据平台能够采集全市孕产妇孕前、孕产期、新生儿的临床信息和基因数据，与此同时，利用大数据技术和基因检测技术，筛查异常数据，从而发现出生缺陷。孕产妇可以实时跟踪和追查自己整个孕期的相关信息，对于异常检查结果，可以通过一键咨询，迅速得到专家指导。通过这样的过程，能够筛查、发现、减少出生缺陷，从而有效提高出生人口素质。

第九章　健康保障与金融

根据国家医保局发布的 2018 年医疗保障事业发展统计快报，截至 2018 年末，基本医疗保险参保人数达 134452 万，参保覆盖面稳定在 95％以上，这意味着我国已经基本实现了全民医保。另一组数据表明，2018 年基本医疗保险基金总收入为 21090.11 亿元，总支出为 17607.65 亿元，其中，城镇职工基本医疗保险采用的是职工和单位缴费的方式筹资，城乡居民医保（包括城镇居民医疗保险、新型农村合作医疗）采用的是专项缴费和政府补贴的方式筹资，这表明全民医保实现的前提之一是中国政府不断增加对医疗卫生事业的财政投入。医疗保险是患者获得医疗保障的基本前提，我国医疗保险是以政府主导的基本医疗保险为主，商业医疗保险为辅的方式。要满足人民群众"病有所医"的美好愿望，就需要政府不断增加对医疗卫生事业的财政投入。而另一方面，人民群众对医疗健康消费存在无限性的需求，为了确保医保筹资和支付的平衡，科学精细地做好医保控费十分重要。这也给大数据提供了用武之地。

第一节　医保支付方式

针对人民群众不断增长的对医疗健康消费需求，需要综合的控费工具以控制医保支付的科学性，确保医保基金长期健康发展。

一　医疗服务收费方式类型比较

医疗服务收费方式主要有以下三种。

（1）按项目收费，患者有较大的选择权，医疗机构提供相关医疗服务的积极性也较高，对于社保经管机构而言，医疗费用易于测算。因此，自 1998 年城镇职工基本医疗保险实施以来，我国医疗服务医保支付的主要方式就是按项目收费。但是，按项目收费存在过度医疗的弊端。

（2）按病种收费，相对于按项目收费而言，这种方式较为合理，但是，它实质上也属于以服务数量为基础的计费行为。按项目收费以服务项目的数量为计费根据，按病种收费以服务人次的数量为计费根据，也难以避免诱导需求的发生。[231]同时，存在付费标准难以确定、患者个体差异及覆盖的病种数量有限等弊端。[232]

（3）按人头收费，即根据服务人次收费。很多国家在门诊阶段以及针对特殊慢性病种，是按照人头收费。例如，英国的 NHS 在医生门诊阶段付费时就采取的此模式。

由于我国门诊统筹迟迟未能落地，因此，门诊阶段无法落实按人头收费；[233]住院阶段，按病种收费仍然处于局部试点阶段。[234]因此，在我国，主要收费形式是按项目收费。2017 年国务院办公厅发布《国务院办公厅关于进一步深化基本医疗保险支付方式改革的指导意见》，要求全面推行按病种付费为主的多元复合式医保支付方式，各地开始积极实践按病种付费、按疾病诊断相关分组（Diagnosis Related Groups，DRGs）付费、按人头付费和按床日付费等多种支付方式。

二　DRGs 应用前景

DRGs 译作"按疾病诊断相关分组"，也就是根据疾病诊断、合并症、并发症、治疗方式、病症严重程度、年龄及转归等因素，将患者分入若干诊断组进行管理的体系。[235]目前，在我国 DRGs 是一种备受关注的支付方式。

（一）DRGs 产生背景

DRGs 产生在美国，DRGs 产生之前，当患者住到医院时，医院会向 Medicare 或患者的保险公司发一张账单，其中包括每次血检、X 光、酒精棉签、便盆和阿司匹林等的费用，以及房费。患者每天都在医院，这种无限计费方式鼓励医院让患者尽可能长时间住院，并在住院期间尽可能多地为患者服务。毕竟，住院的时间越长，医院就收取更多的房费。在住院期间完成的手术越多，患者使用的药品、X 射线和酒精棉签就越多。

随着医疗保健成本的上升，美国政府寻求控制成本的方法，同时鼓励医院更有效地提供医疗服务。在此背景下产生了 DRGs。从 20 世纪 80 年代开始，DRGs 改变了医疗保险支付医院的方式。

（二）DRGs 的实质

DRGs 是 Medicare 和一些健康保险公司对住院费用进行分类并确定为患者住院支付多少费用的方式。其实质是根据病种付费，而非以往的根据医院的收费付费。其思路是，每个 DRGs 包括具有临床相似诊断的患者，并且其护理需要相似数量的资源来治疗。DRGs 系统旨在标准化医院报销。医疗保险不是向医院支付照顾住院患者的费用，而是根据患者的 DRGs 或诊断向医院支付固定金额。

Medicare 首先计算在特定 DRGs 中治疗 Medicare 患者所需资源的平均成本，然后根据各种因素调整基本费率，如特定区域的工资指数（例如，纽约市的医院支付的工资高于堪萨斯州农村的医院，对于相同的 DRGs，每家医院获得的支付金额不同）。DRGs 基本支付金额也会根据生活成本因素进行调整。如果医院治疗大量没有保险的患者或者是教学医院，也会对 DRGs 基本支付进行调整。每年重新计算基线 DRGs 成本，并通过医疗保险和医疗补助服务中心（Center for Medicare and Medicaid Services）向医院、保险公司和其他医疗服务提供者发放。如果医院在花费少于 DRGs 支付金额的同时治愈患者，则可以获利。如果医院花费超过 DRGs 支付金额，则会亏损。

例如，王先生和李先生都被送往同一家医院治疗肺炎。王先生在两天内治愈并出院，而李先生的住院治疗持续了 10 天。由于二人的诊断相同，他们具有相同的 DRGs。Medicare 根据患者住院治疗的诊断分组支付住院费用，而不是根据医院治疗患者的程度、患者住院时间或医院照顾患者的费用。因此，医疗保险只为两者支付相同的费用。尽管可能医院花了更多的钱为李先生提供 10 天的护理，其所得到的收入是一样的。

（三）DRGs 的作用

DRGs 对医疗保健的影响是多方面的。DRGs 系统的报销方法影响了许多私立医院的底线，导致一些人将资源用于高利润服务。为了解决这个问题，平价医疗法（Patient Protection and Affordable Care Act）引入了医疗保险支付改革，包括捆绑支付和责任关怀组织（Asante-korang & Jacobs）。尽管如此，DRGs 仍然是 Medicare 医院支付系统的结构框架。

另外，DRGs 支付系统鼓励医院提高治疗患者的效率，避免医院过度治疗患者。然而，这是一把双刃剑，使医院急于让患者出院。因此，如果患者在 30 天内重新入院并获得相同的诊断，医疗保险制定了对医院进行处罚的规则。此外，如果患者更快地从医院出院，医院更有可能从DRGs 支付中获利，因此医院急于让患者出院转到康复机构或寻求家庭保健服务。但是，Medicare 要求医院与住院康复机构或家庭医疗保健提供者分享部分 DRGs 支付，以抵消与这些服务相关的额外费用。

现有的文献也从多个角度研究了 DRGs 的实际效果，有文献指出，DRGs 支付方式可以降低人均住院费用，但整个系统的医疗费用仍然会增加；同时，并没有证据显示 DRGs 支付可以促进医疗质量的改善。对于医疗服务项目调整的实践，也出现了医保支付比重下降，患者负担上升，药品费用下降，医疗服务费用上涨等情况。[236]

三　复合型医保付费体系

医保支付制度的改革目的并不是简单地减少医保支付比重，或者停止医保费用支出的增长，而是要减少不合理的医保支出，刺激医疗服务提供者提高医疗质量，改善患者就医体验和就医效果。现有的支付方式各有优劣，有必要充分研究，适时调整，制定更加科学、更加高效的医保支付机制。

我国未来必将建立一个复合型的医保付费体系。就接诊阶段而言，这个付费体系将分为初诊门诊阶段、住院阶段、康复复诊阶段等；就就诊人群而言，这个付费体系将区分慢性病患者、特殊病种患者等。在门诊阶段，配合分级诊疗进一步推动按人头付费和按项目付费相结合；在住院阶段，推动按病种付费和按 DRGs 付费相结合；在康复阶段，可采用按床日付费的方式。对于不宜打包付费的复杂病例和门诊费用，还是要按服务项目付费。

在这个体系中，仅医疗业务数据就包括了临床诊疗数据（如门诊人次、住院人次、手术人次等数据）、医技数据（包括检查、化验、病理、图像报告等数据）、医辅数据（包含药品流转、手术麻醉、物资供应等数据）。除此之外，还有部分行政后勤数据对付费也将产生影响，如行政后勤数据中的医务管理、护理管理、质量管理等数据，后勤数据中的设备购置量、设备维修次数等。

利用医疗健康大数据可以加强不同医疗机构同一病种组间的横向比较基础,对病情严重程度、治疗方法复杂程度做出更加科学的量化指标,有利于分组的精细化;更加科学地确定以及调整基础费率;提升医保费用管理的集约化、精细化、智能化水平,最大限度地发挥医保资金的使用效益。还可以实现对患者费用的事前、事中、事后监控,规范医护人员医疗行为,更加全面、科学地评估监管医疗成本,完善医保付费机制,促进医疗机构提升绩效、控制费用。

第二节　医保支付监管

大数据还能够有效提高医保监管的效率。当医保的数据集与公共和社会数据连接时,可以使用大数据检测欺诈行为,为医保基金减少不必要的开支。

目前,参保人员中不乏利用基本医疗保险骗取药品的案例,也存在一些不良医院和医生伙同参保人员骗取医疗保险的案件。大数据系统能够整合患者住院数据、检查项目数据、高值医用耗材数据、诊断与处方药品指标数据、病因与药品计量数据等,综合评判欺诈行为。这方面的案例主要是美国医疗保险和医疗补助服务中心提供的,它们使用预测分析软件,在欺诈索赔支付之前标识出可能的欺诈索赔;已经阻止、确认了1.15亿美元的欺诈性支付。通过该软件的使用,平均花费1美元可以节约3美元的成本,从而可以使保险金使用更有效率,用于更多真正需要的人。

如果对整个人群的总索赔进行分析,并考虑了患者的人口统计资料、过去的手术和治疗方法、诊断以及订购情况,那么使用大数据就可以更轻松地发现医保中的各种欺诈行为。与历史数据相比,大数据可以用于确定医生在治疗、服务或药物的过度使用问题;或者当患者辗转多个医院购买超量的同一种药品,也能及时发现,并不予报销。连接各种数据集将为医保机构、商业保险公司和医院提供大量信息,以减少大量医疗费用欺诈、浪费和滥用行为。

第三节　商业健康保险

由于基本医疗保险广覆盖低保障的社会福利特点，已经难以满足人民群众日益增长的医疗保障需求，所以商业健康保险成为基本医疗保险的有力补充。另外，随着我国医疗保障费用长期刚性上涨，对医疗保障费用的控制也变得日益困难，做好商业健康保险与基本医疗保险的有效衔接，是兼顾医疗保障支出与医疗保障水平的有效方法。现阶段我国商业健康险存在不少问题，大数据可以发挥其作用。

一　扩大参保群体

目前，商业健康险的对象主要是健康人，健康管理赋能保险用户是一个必然趋势。如果健康管理得好，健康人用户的健康稳定时间会更长，出险率更低，浮动费率和保额会随之变化，健康人群可以获得更低的费率、更高的保额。对于亚健康人群来说，也是同样的。基于健康管理，亚健康人群也可以享受健康险的保障。

近年来，出现了越来越多的慢性病健康险。"三高"人群，乳腺、甲状腺、肺部结节等一些疾病用户都纳入了健康险的范围。总的来说，不单是健康用户，未来亚健康人群和慢性病费用也应该纳入商业医疗保险中。商业医疗保险依据用户的健康状况界定分级，不同的用户有不同的费率保额。

二　降低健康险赔付率

我国商业医疗保险发展较为缓慢，专业经营健康险的商业保险公司不到所有商业保险公司的4%。2016年和2017年健康险的赔付率（健康险赔付规模/健康险总保费）为24.76%和27.41%[①]。由于保险金缴纳平均数低、赔付率高、经营成本高居不下等原因，现存的商业健康险产品，基本处于亏损状态。通过大数据开展健康管理能够减少不必要的医疗行

---

① 2017年中国健康险行业现状及发展前景分析［EB/OL］. http://www.chyxx.com/industry/201804/626656.html.

为，降低医疗资源的浪费，相应降低保险公司的赔付风险。《互联网保险监管暂行办法》明确指出健康险保费里一定比例的份额可以用来为用户做健康管理。健康管理对于促进健康险发展十分有利。

三　提高健康险管理水平

首先，由于目前保险业对于医疗行业的认知不够深入，对疾病治疗费用、疾病治疗疗程和效果、医疗服务机构的相关情况缺乏客观准确的认识，导致医疗保险产品定价缺乏精算基础。其次，缺乏对医疗服务质量及效果的长期数据跟踪，无法对医疗服务质量进行合理的评价，也导致无法辨识医疗欺诈行为等，导致商业保险往往通过收入报销比等方式控制支付费用，客观上造成了报销难的困境。成本和支出的管理水平低，影响了商业健康险的声誉，导致参保人群萎缩，进一步恶化了商业健康险的发展空间。

医疗大数据能有力促进商业健康险的发展。保险制度以大数法则为基础，对数据有天然的依赖性，在保险产品设计、费率厘定、理赔、体系构建等领域都离不开大量的数据信息，而健康保险经营水平和服务品质的高低，很大程度上也取决于能否对数据进行深入地挖掘和分析。目前，医保机构、医疗机构、各地健康信息平台等都拥有比较完整的内部信息系统，并且拥有海量数据，这些数据资源如果得到有效利用，能够丰富参保人员的健康信息，为确定保费、个性化定制产品等提供科学的依据。

四　提高行业整体竞争力

国外医保公司针对特定人群有特定的健康保险计划，保险费用由法律规定的一系列因素决定，如年龄、居住地、生活习惯、被保险人人数等。例如，在美国，根据被保险人年龄设定人均医疗保健费用，随着个人年龄的增长，费率会增加。14岁以下的儿童将按照统一费率加入健康计划，但保险费通常从15岁开始逐年增加。健康保险公司还根据保险人居住的不同地方确定所提供的保单和保险费用。A州的居民可能比B州的居民为同一政策支付更低的费用。在生活习惯方面，如果被保险人吸烟，可能要接受更高的健康保险费率。就被保险人人数而言，一个有两个成人和一个孩子的三口之家，每个月支付的医疗保险费比个人高得多。而我国商业健康险的制定相对更加简单。对于商业保险机构而言，一方面应该通过对疾病信息、治疗信息、治疗费用、预后情况等数据的分析，结合参保人的年龄、居住地、工作环境等信息，优化设计健康医疗险种产品；另一方面应该应用大数据分析客户的健康情况，优化保障设计，保障参保人权益的同时获得盈利。

尤为重要的是，商业健康保险在进行产品设计和销售时应该认识到自身定位，是对社会基本医疗保险的补充和提升。一款合乎市场要求、满足用户需要的商业健康保险产品不是对社会基本医疗保险的简单重复，而是在对其覆盖范围之外的病种、诊疗方案、药物药品、保健与护理等领域进行了深入研究之后，结合不同群体的健康需求、经济情况打造的产品。

第四节 控制药物支出

为了提高医保资金使用效率，我国成立了国家医疗保障局，不再沿用过去行政定价、行政招标采购的管理方式，而是在遵循药品市场化定价的改革方向基础上，利用统一支付者的优势进行药品采购谈判。对于缺乏竞争的垄断性医药产品，则需要协商谈判来准入和定价。在这个过程中，政府公共部门（国家医疗保障局）、市场主体（药企）、社会群体（医师协会等）的加入至关重要，专业的大数据分析也是不可或缺的。

一 医保药品目录的制定

为了合理控制医疗费用支出，在公共支出与个人支出之间取得较好平衡，我国制定了基本医疗保险药品目录。国家医疗保障局、人力资源和社会保障部于2019年8月公布了新的《国家基本医保、工伤保险和生育保险药品目录》，这是现阶段医疗保障水平和保障范围的基本体现。根据该目录，部分药品可以全额报销。药品目录既是医院诊疗的指挥棒之一，也是药企生产的指挥棒，更是关系到每一位患者的健康。若是药品目录范围较小，药品种类不全，患者不得不自费使用药品，会导致医保保障水平下降；然而，若是药品目录范围过大，会导致医疗保险入不敷出，从长期来看，也会影响医疗保险基金的运营，最终影响医保保障水平。

《国家基本医保、工伤保险和生育保险药品目录》每半年调整一次，每次调整确定需要综合很多变量。一方面是各地经济发展水平、人口结构等宏观数据，另一方面是包括药物利用在内的药品价格、医疗服务价格、供求关系、质量管理等方面的健康大数据。其中，药物利用研究可以揭示药物消费的基本情况，为政府制定、调整卫生保健政策、法规提供客观资料。医保负担标准可以作为增删医疗服务项目和药品目录的依据。同时，公立医院的绩效机制以及医疗机构的营收和长期发展也是需要综合考虑的。因此，要大力推动医疗大数据在这些方面的基础性应用，在更加全面、维度更广的大数据支撑基础上，得到更加客观科学的结论，以支持基本目录的调整。

二　药品医保承担比例

近年来，医学研究取得了长足进步，涌现出许多新的药品和新的医疗手段。这一方面为患者提供了更优质的治疗机会，另一方面也增加了患者的医药费用。药品支出在医疗卫生系统中的地位至关重要，是仅次于住院费用和门诊费用的第三大医疗费用支出项目。

在中国，个人药品支出费用一部分是由基本医疗保险承担。根据参保人的不同，基本医疗保险承担的药品支出费用比例不同。针对药品本身，基本医疗保险承担的比例也不同，部分药品费用可以全额报销，部分药品只能报销一部分，还有一部分属于患者自费、基本医疗保险不承担报销的药品。

药品的种类也可以分为处方药和非处方药。其中，处方药主要由医院销售，非处方药的销售渠道要广泛很多，除了医院以外，还包括药店、超市。近年来，我国网上电商也开始销售药品，部分电商还销售处方药。

作为一个新兴药品市场，我国规模最大，增速最快。艾美仕预测，2020 年全球药品支出达 1.4 万亿美元，中国作为主要增长驱动，药品支出将达 1600 亿~1900 亿美元[1]。

过去十几年的医疗改革中，中国基本医疗保险的覆盖面逐步扩大，基本覆盖了全体公民；基本医疗保险的药品支付范围也在扩大，十几年

----

① 艾美仕医疗保健信息研究所.2020 年全球药物使用.

前的完全自费药品如今很可能是部分自费，甚至全额报销的。这些举措一方面确保了人民群众的健康底线，增加了人民的福祉；另一方面给医疗事业发展带来了一些压力。

保障公民医疗用药的质量，同时提高药品消费的成效，成为一个亟待解决的问题。大数据的应用可以分析挖掘药品、费用的分布，有利于辅助政策制定者平衡处方药和非处方药的关系，在昂贵的特效药和有限的基本医疗保险预算中获得平衡，从而确保更多人民群众的福祉。

第十章　个人健康管理

近年来，我国人民生活水平不断提高，相应地，对于健康长寿的要求也越来越高。传统的有病治病已经无法满足当下人们的需求，人们开始关注疾病预防，进而关注健康保健。个人健康管理的概念深入人心，对健康服务的需求也越来越显著。本章主要介绍健康大数据在慢性病管理、安全监护、运动健康等方面的应用，以及实现这些应用需要借助的可穿戴设备和健康管理服务行业。

第一节　个人慢性病管理

我国工业社会发展进程中，伴随着经济的高速发展，难以避免地出现了大气污染、水污染等环境问题；生活水平的提高悄然影响了饮食结构，改变了生活工作习惯，便利便捷的生活条件诱发了饮食不健康、缺乏运动等问题；加之人口老龄化，导致许多慢性疾病患病者的比例越来越高，并且青年慢性病患者和中年慢性病患者的比例也呈上涨趋势。

医疗资源紧缺的现状显然已经无法满足大众对慢性病管理日益迫切需求，越来越多的人开始关注院内治疗—院外健康监护的模式。可穿戴设备以及它所收集、传输的个人健康管理数据起到了很关键的作用。通过可穿戴设备，慢性病患者可以实时采集、动态管理自己的生命体征数据，也可以存储、分析自己的运动、饮食、睡眠等长期健康数据，预测病情发展，避免突发风险。

我国高血压患者数量庞大，且有逐年增高及年轻化的发展趋势，是一种典型的需要患病者加强自我管理的慢性疾病。其中，血压监测对于日常健康护理具有积极意义。它能够让用户及早发现血压异常，及时做出预警。Finapres Medical Systems 公司的指压式血压检测仪 Finometer NOVA[①]、

---

① Finapres Medical Systems | Finometer PRO［EB/OL］. http://www.finapres.com/Products/Finometer-PRO，2017-03-23.

SphygmoCorAtcor Medical 公司的 SphygmoCor① 都能够实时监测。

通过对慢性病人的远程实时监控和数据收集，并将病患数据传送到数据中心，基于数据比对和分析，慢性病监视系统能够提供初步诊断结果和就医推荐。长期监督病患状况，能为诊疗提供持续长期、细致准确的各项数据，有可能提前发现病情。当前，我国各类慢性病，如糖尿病、充血性心脏衰竭、高血压等患者高达 2.6 亿人，占据全部诊疗人群的 85%，而美国慢性病患者开销达到医疗系统的 80% 以上。大数据对慢性病的管理和防治将在很大程度上降低慢性病的危害和治疗费用。

借助可靠的可穿戴健康监测设备可以克服高血压患者管理的时空限制，可以对患者进行实时跟踪管理，有利于帮助患者提高自测血压自觉性和按照健康科学方式生活的依从性。同时，由于患者主动参与疾病管理的意识上升，加上系统自动预警和提示，提醒存在健康风险的患者及时就诊，避免了严重并发症的发生，也能够有效地降低患者支付的费用及就诊花费时间，降低疾病负担。

糖尿病同样需要数据监控。传统上，血糖监测采用直接取血的方法进行生化分析，这种方法对于一次测量来说十分精准，对于需要长期监测的慢性病病人来说，采血带来的疼痛影响了监测的积极性，导致健康受到影响。美国谷歌公司和中国诺华制药公司研发了智能隐形眼镜，不取血，而是通过测量泪液中葡萄糖浓度来反映血糖浓度。另一家著名药企雅培公司则开发了微创敷贴式传感器——Free Style Libre Flash 血糖监测仪，采用敷贴的方式将可穿戴设备放置在用户上臂，将血糖监测仪扫描传感器即可测出结果，使用便捷。使用高科技的可穿戴设备提升了慢性病患者生命体征测量的体验度，进而保护了监测的积极性。在其他血脂异常人群的疾病早期发现、帕金森患者的治疗效果评测中，可穿戴设备及其个人健康数据的作用也得到了较好的证明。[237]

第二节　个人安全监护

在医药卫生领域，老人、儿童、孕妇等属于特殊人群，也是脆弱人

---

① Central arterial pressure waveform analysis and pulse wavevelocity from the industryleader ［EB/OL］. http://atcormedical. com/healthcare-professionals/products/，2017 - 03 - 23.

群，需要更多的安全监护。个人健康数据在这方面也发挥着越来越显著的作用。针对老人的主要是慢性病数据管理，针对儿童的主要是环境数据管理，针对孕妇的则包括孕妇和胎儿的健康数据管理。2015 年，我国全面放开二孩生育。不少"70 后""80 后"女性生育二孩，高龄孕妇及高危孕妇的问题也日渐突出。可穿戴设备一方面收集和传输孕妇各项生理参数，确保孕妇安全；另一方面能够监测胎儿生理参数，促进实现优生优育。

美国 Bloomlife 公司研发了一款妊娠晚期可穿戴设备 Belli，能够监测跟踪孕妇胎动等统计数据并即时发送到智能手机 App 上，Head-med 公司的 Compass Pregnancy Monitor 是首款医疗级胎儿健康家庭监护产品，集成多种传感器。针对儿童，各大厂商开发了各种类型的智能手表，包含定位、语音通话等功能。针对老人，除了慢性病管理、地理监控之外，还有一些新兴的陪护类设备。

总的来说，个人安全监护设备为个人健康管理带来了以下好处：第一，智能化的可穿戴设备以其便捷的佩戴方式、舒适的佩戴体验、新颖的外观设计等吸引了脆弱人群，降低了老人、儿童、孕妇对传统监测产品的抵触心理，有利于提高监护的覆盖度、降低监测成本，提高监护质量；第二，长期的监测还将产生大量的个人健康数据集合，这些数据将有利于个人健康状况的分析，降低脆弱人群的患病风险和安全隐患；第三，这些健康数据还能够在亲属间分享，有利于整个家庭的健康状况，一旦出现老人、儿童或者孕妇出现异常，还能将个人健康信息推送给亲友，亲友可以敦促其就医；在出现患病情况时，医生可以根据长期数据的跟踪，制定更有针对性的诊疗方案。

第三节　个人运动健康

可穿戴设备动态的监测、量化的标准使得个人对自身健康情况的掌握和运动能力的提高达到了前所未有的便捷和准确，被热爱运动、热爱健康的人视为神器。

在马拉松、羽毛球等健康运动领域，可穿戴设备及其个人健康数据能有效地提升运动效果，降低运动风险。Vitalconnect 公司研制出了可贴式心脏监护仪设备 HeartPatch，佩戴者将设备贴附到胸部便可检测出心率、体温、运动参数等八项指标，根据这些数据科学地修正错误的运动姿势，调整运动量和运动强度。此外，过激过量的运动可能导致运动性猝死，随着可穿戴设备的普及，在大型马拉松运动中已经有越来越多的初级运动员、运动爱好者自觉佩戴心率监控的设备，避免心律失常、心肌缺血、心力衰竭等状况，预防猝死。

现代健康概念包括了生理健康和心理健康等多个方面。运动给人们带来的不仅是身体健康，而且能提高心理的舒适程度。当下，人们普遍承受着过于沉重的压力，适度的压力有利于激发潜能、实现突破，过重的压力轻则导致情绪低落、工作效率下降，重则诱发疾病。通过测量心理状态，了解自身承受的压力，尤其是在一般压力演变成慢性压力甚至导致疾病之前进行准确的评估和预警，非常有利于人们的身心健康。

心理状况与生理反应是相互联系的，可以对应的，解读生理变化，可以客观评估心理状态。可穿戴设备在较自然状态获取个体的生理信息，简单、舒适，可以满足日常生活中长期连续测量的需求，同时可有效减少评估设备本身给被测个体带来心理暗示的影响。美国斯坦福大学实验室开发出了一种可穿戴设备的原型，可以通过检测佩戴者的皮肤汗液来分析情感压力。尽管这种产品目前仅存在研究阶段，已经可以预测到它在协助诊断由压力导致的疾病方面的广泛用途。

第四节　健康管理服务

有数据显示，有80%的疾病和死亡是由不良生活方式引起的。健康管理的重点就是生活方式。吸烟、睡眠不足、久坐等都是不良生活方式。有案例表明，干预糖尿病用户的生活方式，能有效降低并发症的风险。建立良好的生活方式对慢性病用户和亚健康人群降低风险是至关重要的，健康大数据能在这方面发挥作用。

一　健康管理服务内容

健康管理在欧美等发达国家随着保险业的发展已经逐步发展成为比较完善的科学管理体系，健康发展计划、健康管理中心是各国政府十分重要的健康政策和健康项目。例如，美国 HHS 周期性地发布国家健康战略；日本政府和欧洲政府筹建了数目众多的健康管理中心和健康管理机构。此外，国外众多著名的 IT 公司也实施了各自的健康管理项目，如微软公司的 HealthVaule 项目、IBM 公司的智慧医疗项目，谷歌及英特尔等公司也积极投入健康管理项目。国外的健康管理内容十分丰富，包括适当的生活、适当的护理、适当的康复等内容。

适当的生活是鼓励患者通过对饮食结构的调整、运动方式和运动量的变化、增加预防保健，以及其他生活方式的正确选择，积极促进自身健康。与慢性病管理、安全监护和运动健康很相似。

适当的护理要求患者在治疗之后接受最及时、最合适的护理。正确的护理要求任何治疗患者的专业人员都具有良好的绩效记录，患者根据他们的技能和能力而不是他们的职称来选择正确的医疗提供者。进一步地说，正确的护理不仅需要护理人员的积极参与，还需要一种协调的方法，使参与同一患者护理工作的人员能够了解到相同的护理信息，以避免重复工作和次优的治疗策略。

适当的康复也是健康服务业的服务内容之一。病发重复入院的费用是极高的，无论对于个人还是保险公司都是一笔不小的开支。总部位于美国费城的保险公司独立蓝十字（Independence Blue Cross）将理赔账单、实验室结果、药物、社区、客户家族病史、身高、体重等医疗大数据放入大数据分析模型中进行计算，得出分数，分数高的往往理赔风险较低。按照综合得分高低，对患病客户进行相应的保险风险排序，并为得分较高的客户提供健康建议，推荐附加服务等；得分较低的客户往往无法免费得到这些指导和服务。这种保险公司与患者的协作努力非常有效，患者的重复住院率显著下降，这为患者和保险公司都节约了大笔费用。

二　健康管理服务程序

在我国，健康管理属于新兴概念，健康管理项目还处于探索阶段，主要包括以下几个方面。第一，建立健康档案。通过多种数据采集，建立一个以客户为中心的全维度健康档案，这份档案中包括患者的健康状况、诊疗记录、检验检查报告等信息。第二，分析健康数据。根据客户的健康档案数据，进行健康大数据挖掘和分析，如医疗比较效果研究、临床决策支持、单病种分析、疾病模式和趋势分析、药物研发预测建模、临床试验及个性化治疗等。第三，提供健康指导。将大数据分析技术与医学专业相结合，根据客户当前的生活环境、生活方式及相关检测指标，来评估现在的健康情况并预测未来患某些疾病的风险，根据这些情况和风险，提供科学、健康及规律的生活方式规划和定制相应的健康干预方案，包括但不限于饮食意见、用药建议、运动规划及心理健康咨询等。同时，通过移动健康 App 应用、网站，向个人提供自助健康在线服务。

三　健康管理服务方案

健康管理与一般的医疗管理是不同的。亚健康人群每年都会进行一些正式的医疗检查，检查中比较专业的、比较生僻的变量，对于普通人而言，并不能很好地理解，也不可能作为健康管理的基础。健康管理以持续的数据观察为基础，为用户制定个性化的健康管理方案，能有效降低患病风险。

目前，便携式的健康设备也越来越多，能够提供的基础数据也越来越丰富。家庭血压仪、血糖仪、手环等可以随时监测睡眠心率、运动频次，血压、血钾、血糖、无创的血糖随访检测都可以即时获得，为持续健康管理提供了很好的数据基础。

有了基础数据，就可以建立健康管理平台，实现从用户健康核保到健康指导到数据跟踪全流程管理。根据专业医疗机构、国际专业文献出具的健康处方，可以为不同人提供健康方案，针对每一个不同的用户，每一个不同健康状况的用户进行千人千面的健康方案控制和健康监管。如果用户健康管理实时性有效，健康状态良好，相应地，用户的保单就会有一个变化，可能保费就能够有所减少。对于慢性病用户，保障条款会相对地放宽。为更多的保险用户提供持续的健康管理，为保险公司提供更好的合作方案，从而促进健康险的发展。

第四篇　产业发展

大数据的渗入，使传统的健康产业外延不断伸展，内涵不断丰富，正在快速发展出一些新模式、新业态和新产业。基于对业界广泛的访谈和调研，本篇主要对健康大数据相关产业进行产业链分析，介绍产业链各环节及其上下游产业发展情况，并解析产业中的主要商业模式，分析产业中的典型案例，对处于产业生命周期不同阶段的子行业前景进行展望。

第十一章　健康大数据产业链分析

健康大数据相关的产业部门涉及医疗卫生机构、信息技术服务企业、互联网平台企业、药品企业、保险公司等，尤其近年来出现的新业态、新模式，如互联网在线诊疗、基因测序、慢性病精细化管理、互联网商业健康保险、个性化疾病预防和药物研发等，[238]使产业链结构错综复杂，上下游关系不易梳理。本章主要从健康产业和大数据交叉维度分析产业链基本结构，并介绍各环节的基本情况和典型案例。

第一节　产业链总体情况

健康大数据相关的产业部门主要属于大健康产业和大数据交叉结合部，而且涉及隐私问题的主要是关系个人健康数据的产业部门。因此，本节主要从健康产业和大数据两个维度来分析其产业链结构。

一　健康产业维度

国家统计局发布的《健康产业统计分类（2019）》将健康产业范围确定为医疗卫生服务，健康事务、健康环境管理与科研技术服务，健康人才教育与健康知识普及，健康促进服务，健康保障与金融服务，智慧健康技术服务，药品及其他健康产品流通服务，其他与健康相关服务，医药制造，医疗仪器设备及器械制造，健康用品、器材与智能设备制造，医疗卫生机构设施建设，中药材种植、养殖和采集等13个大类。这13个大类都与个人健康数据存在一定的关系，本书重点分析关系较为密切的5大类。

二　大数据维度

本节主要根据数据资源利用的流程对产业链上下游进行细分。数据资源利用流程包括数据的收集、处理和应用，有的文献还包括"交易"。[239]由于现实中健康数据交易情况较少,而且有些数据受到法律的严格保护,不宜交易,后文不做详细分析。从上述两个维度构建的健康大数据相关的产业链如图11－1所示。

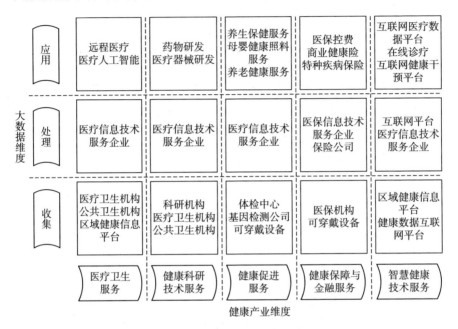

图11－1　健康大数据产业链

后文将分别介绍产业链5个环节发展的基本情况,以及一些典型的案例。有些细分行业可能在产业链多个环节或者同一环节上游、中游或下游都有布局,如可穿戴设备既会出现在健康促进服务中,也会出现在健康保障与金融服务中。首次出现时对其进行介绍,后文则不再赘述。

第二节　医疗卫生服务

患者对医疗服务的需求不断增加,给医疗卫生服务行业革新带来了压力,而大数据技术则提供了产业革新的工具和方法。大数据技术已经在医疗卫生服务行业留下了印记,并且影响将日益深入。

一　数据收集

在医疗卫生服务环节中,原始数据的收集主要由医疗卫生机构、公共卫生机构完成。区域健康信息平台主要向医疗卫生机构和公共卫生机构收集数据，有些省区市能完成数据的集中，有些省区市能完成数据的整合。

（一）医疗卫生机构

我国大部分医院的信息化经历了三个发展阶段：以财务收费核算为核心的医院管理信息化阶段，以业务应用系统建设支撑管理和应用的医院业务应用导向阶段，以建设医院数据仓库、临床数据中心及加强系统互联互通和数据融合利用的数据导向阶段。目前，部分先进的医院已经开启了智能导向阶段，以"数据为中心"，综合利用各类数据服务临床决策，提高医院管理的科学化、规范化、精细化水平，为病患的健康大数据集聚和使用奠定了重要基础。

目前，我国"全院采用"和"部分采用"统一患者主索引在三级、二级及其他医院的比例分别为92.4%、82.8%及56.9%；97.9%的三级医院、94%的二级医院和82.6%的其他医院拥有自建数据中心。[240]也就是说，绝大部分医院通过各自电子病历系统收集以患者为主索引的电子病历数据。这些数据是健康大数据的核心数据来源之一。另外，全国医院与区域卫生信息平台联通的比率平均为36.3%，其中，三级、二级及其他医院与已建区域卫生信息平台的联通率分别为49%、32%、25.8%[240]，也就是说，将近半数的三级医院和一部分二级及其他医院对电子病历数据进行了分享和整合，进一步形成电子健康记录数据。总的来说，医院是健康大数据最重要的采集机构，也与健康大数据其他产业环节关联密切，在整个网络结构中，医院是一个核心节点。

（二）公共卫生机构

公共卫生机构包括各级卫生行政机构、疾病控制机构、卫生监督机构、妇幼保健机构、慢性病防治机构、社区卫生服务机构及公共卫生研究机构。这些机构中收集了大量的个人健康数据。例如，疾病预防控制中心在相关疾病控制中会保存大量的档案；各级妇幼保健机构掌握本辖区妇女儿童健康状况及影响因素，负责本辖区信息的收集、统计、分析、质量控制和汇总上报；卫生监督所是行使卫生监督执法职能的执法机构，通过对食品安全、职业卫生和放射卫生监管、公共场所和生活饮用水抽检、学校卫生和传染病防治监督、医疗卫生和血液安全监管等,收集相关数据;专科疾病防治院收集相关专科疾病防治数据。这些数据也是健康大数据产业数据采集的重要来源。

(三) 区域健康信息平台

区域卫生信息化建设是全民健康信息化的主要构成部分,重点是建设统一权威、互联互通的区域卫生信息平台,纵向与上下级平台进行联通,横向连接医疗卫生机构、卫生管理部门及其他行业机构,目的主要是支撑居民健康服务、行业决策监管、跨区域跨业务信息共享和业务协同。2009 年以来,根据《中共中央 国务院关于深化医药卫生体制改革的意见》文件精神,我国推进以健康档案为核心的区域卫生信息化建设,陆续发布《基于健康档案的区域卫生信息平台建设指南 (试行)》《基于健康档案的区域卫生信息平台建设技术解决方案 (试行)》等,为各地区域卫生信息化建设提供技术指导。

截至 2018 年底,全国有 30 个省区市已经建设了区域卫生信息平台,建设率达到了 93.8% ;市级和县级卫生信息平台建设率分别为 66.2% 和 48.2% 。东西部平台建设率略高于中部地区。平台数据采集范围包括医疗数据、公共卫生数据、中医数据和计划生育数据四个方面。有 81.2% 的省级平台、40.5% 的地市级平台与其他部门实现数据共享。[240]

二 数据处理

医院信息系统由管理信息系统、临床医疗信息系统、医院信息系统的高级应用等构成,其中,管理信息系统一般包括门/急诊挂号子系统、门/急诊病人管理及计价收费子系统、住院病人管理子系统、药库/药房管理子系统、病案管理子系统,临床医疗信息系统包括住院病人医嘱处理子系统、护理信息系统、门诊医生工作站系统、临床实验室检查报告子系统、医学影像诊断报告处理系统、血库/放射科/手术室/功能检查/病历卡片管理/营养与膳食/临床用药咨询与控制管理子系统等。[241]

健康大数据的使用需要开发和使用相应的软件和移动应用,医院基本信息系统、电子病历系统、图像存储与传输系统、合理用药系统、实验室检验信息系统、体检管理信息系统、放射科信息管理系统等需要进行二次开发,[135]以实现家庭、社区医疗机构、健康养老服务机构、专业医疗机构间的信息互联互通和分析处理，并不断研发健康大数据应用场景和解决方案。

《全民健康信息化调查报告——区域卫生信息化与医院信息化（2019）》调查了 27 个省（自治区、直辖市）的 5444 家医院应用信息系统使用及 1318 家承建商的情况。[240] 调查涉及了 25 种信息系统，医院使用信息系统数量主要集中在 21 ~ 25 个，84% 以上的三级医院建设了 20 个以上的信息系统；各信息系统平均有 600 个左右的承建商。总体上，该行业的市场集中度不高。市场集中度最高的是"医学检验信息系统"，前五位的承建商覆盖了 34.4% 的医院，门急诊挂号系统、门急诊收费系统、门诊医生工作站等市场集中度也较高，前五位的承建商覆盖了 30% 以上的医院。

医疗信息技术服务行业中有一些技术实力较强的企业，然而市场仍然存在一定的区域性。调查中有 277 家承建商（21.0%）拥有全部 25 个应用信息系统产品，56 家（4.3%）可以提供 24 个应用信息系统产品；179 家（13.6%）提供两个应用信息系统产品，有 371 家（28.2%）仅提供单一应用信息系统产品。对承建商承建项目医院所在省（自治区、直辖市）分布情况进行统计，仅有 1 家承建商覆盖了 27 个省（自治区、直辖市），仅覆盖一个省（自治区、直辖市）的承建商有 959 家。各省（自治区、直辖市）排名第一的承建商平均覆盖省内 26.5% 的医院，排名前 10 位的承建商的平均省内医院覆盖率超过 5%。

根据著名咨询公司 IDC 的数据，东软集团、卫宁健康、东华软件、创业软件、万达信息共同组成了行业第一梯队，东软集团的市场份额为 13.3%。在各细分市场中，东软集团、嘉和美康、卫宁健康分别占据图像存储与传输系统、电子病历系统和互联网医疗市场的龙头地位①。区域的政策及标准差异是影响市场集中度的重要原因。此外，供应商与采购方的合作关系一旦建立，更换供应商存在较大的转换成本。随着政策和标准的逐渐统一，实力较强的企业由于能提供全方位的服务，将会逐渐提高市场占有率。因此，市场集中度逐渐提高是大势所趋。

---

① 医疗信息化行业研究报告 ［EB/OL］. http://www.sohu.com/a/277336231_99914564，2020 – 9 – 10.

三　数据应用

由于医疗数据敏感度高，使用受到很多限制，虽然应用前景很广阔，但实际应用情况有限。其中发展较为迅速的产业如下。

（一）医疗人工智能产业和产品

医疗人工智能产业和产品是近几年来的投资风口，IBM 的 Waston Health 和谷歌的 DeepMind Health 是目前医疗人工智能商业化较为成功的两个案例。

IBM 的 Watson Health 基于对大量临床数据、基因组数据、医学文献信息及患者病历信息等的分析，构建起一套基于证据（Evidence Based）的临床辅助决策支持系统。

谷歌 DeepMind Health 与英国 NHS 两度合作。第一次合作，通过与皇家自由医院的试点，开发了名为 Streams 的软件，这个软件最初用于监控患者的肾功能情况，之后，功能范围不断扩展，逐步用于各类疾病预警。第二次合作中，谷歌 DeepMind Health 与 Moorfields 眼科医院共同开发了能够辨识视觉疾病的机器学习系统。这个系统基于海量数据，仅仅通过一张患者的眼部扫描图，就能辨识出视觉疾病的早期症状，从而实现提前预防视觉疾病的目标。

如今，医疗人工智能产品不断涌入市场，医疗人工智能在整个国际商业环境中扮演着越来越重要的角色，成为医疗领域发展的一大趋势。

根据现阶段医疗人工智能在医疗领域的具体应用场景、功能及适用人群的不同，医疗人工智能产品可以分为三大类：一是健康管理类，主要是对患者或普通健康人士个人健康管理的优化；二是帮助强化医务人员诊断行为的准确性和医院管理的科学性的产品，包括智能导诊、辅助诊断等；三是优化医药企业的研发工作和保险公司的保险理赔分析的产品。

其中，应用于辅助诊疗的人工智能产品在技术层面上，在某些领域，已经能够胜任诊疗任务。但是由于涉及法律责任、道德义务等问题，目前人工智能的诊疗结果仍需要有责任人。医疗人工智能目前主要在以下领域有所突破。

1. 医学影像智能识别

医学影像智能识别基于海量影像学图片，已经可以构建一套读片标准，对医学影像图片进行分割、提取特征，在此基础上进行定量分析、定性分析及对比分析，协助医生识别病灶；针对肿瘤放疗环节的影像资料，医学影像智能识别还可以自动勾画靶区，协助放疗工作；针对手术环节，现有影像智能识别技术与3D打印技术相结合，可以对需要手术的脏器进行三维重建，协助医生在正式诊疗之前进行模拟手术。

2017年7月，阿里健康正式发布医疗在线平台"Doctor You"，该平台包括肺结节智能检测、医师能力培训平台、糖尿病智能用药引擎等多个产品。其中，肺结节智能检测是阿里健康商业化的第一个医疗人工智能产品。腾讯也在同年8月启动人工智能医学影像联合实验室，并公布其首个人工智能医学影像产品——"腾讯觅影"，该产品能够辅助筛查早期食道癌等疾病。除了IBM、百度等科技巨头纷纷以"人工智能+医学影像"为突破口布局医疗领域外，也有不少创业公司加入这个战场。

汇医慧影是一家国家级医学影像人工智能高新技术企业，公司拥有图像深度学习的核心技术和多项专利技术，基于云计算、大数据、人工智能技术为国内外各类医疗服务机构提供"人工智能+互联网医疗"的解决方案。该公司可以提供智慧影像云平台、数字智能胶片、AORTIST主动脉人工智能精准诊疗系统、大数据智能分析云平台、影像智能筛查系统、影像智能辅助诊断平台等六大核心服务。

2. 机器人手术操作

在全球范围内，健康行业正承受着不断飙升的成本及不断提高服务质量的需求的综合压力。在某些地区，人口迅速老龄化和缺乏合格的专业人员也给健康行业带来压力。机器人技术在应对各种紧迫的挑战中扮演着重要角色，并且是在控制成本的同时提供更好的医疗卫生服务的关键手段。

自从2000年美国FDA批准外科手术助手达芬奇上市，机器人技术在健康领域的发展突飞猛进。实际上，越来越多的机器人进入健康行业，以便更好地为患者提供护理，提供各种物理疗法的帮助，并且类似于达芬奇系统帮助执行手术。例如，电磁微型机器人是一组用于各种操作的微型机器人，能够从患者动脉清除斑块或帮助眼部疾病和疾病筛查。其他机器人技术的进步还可以改善患者的日常生活。Google 于 2015 年宣布，它开始与制药业巨头强生公司合作，在 Verb Surgical 框架下创建外科手术机器人系统。在 2018 年初，谷歌的联合创始人谢尔盖·布林（Sergey Brin）使用该机器人在一些合成组织上进行了缝合。从那时起，强生收购了 Auris，Auris 一直在开发专注于肺癌的机器人技术，并收购了 Orthotaxy，后者是由软件驱动的外科技术的私人开发商。

但是，根据目前的公开资料，尚未发现医疗人工智能产品在中国完成医疗器械注册的案例。其原因，一方面在于对需要被认定为医疗器械的人工智能产品范围仍在探索和确认中，产品开发者尚不能判断其产品是否属于医疗器械监管的范畴，或无法明确判断产品所属的监管类别；另一方面在于医疗人工智能产品作为新兴类别产品，从政府监管的角度对于技术审查和产品安全性判断缺乏实例和经验，因此难以进行产品注册中必要的技术评估和检测。

（二）远程医疗

远程医疗服务是一方医疗机构邀请其他医疗机构，运用通信、计算机及网络技术，为本医疗机构诊疗患者提供技术支持的医疗活动。远程医疗服务项目包括：远程病理诊断、远程医学影像（含影像、超声、核医学、心电图、肌电图、脑电图等）诊断、远程监护、远程会诊、远程门诊、远程病例讨论及省级以上卫生计生行政部门规定的其他项目①。

医疗服务并没有覆盖到世界上的所有地区。例如，加拿大北部的因纽特人社区、我国的边远山区，仍然有很多人生活在常规应急服务覆盖范围之外。一旦出现突发疾病的情况，医疗专业人员可能无法及时赶到。这种情况下，就需要远程医疗。借助远程医疗，偏远地区的患者可以获得针对中风、心血管疾病或其他疾病的紧急咨询服务。在患者方面，可以在平板电脑或个人计算机上对其进行访问，并且临床医生还可以使用相关设备远程操控手术。在我国西部的广大地区，同样存在基层医疗服务能力不足，优质医疗资源匮乏，分布不平衡的情况，难以满足人民群众日益增长的对于医疗卫生服务的需求。远程医疗在我国有极其广阔的应用前景。

---

① 《国家卫生计生委关于推进医疗机构远程医疗服务的意见》，2014 年发布。

　　四川大学华西医院是我国成功开展远程医疗的表率。针对西部地区医师总量不足、专家匮乏、新知识新技术难以传播等困境，华西医院着力发展远程会诊、远程教育，同时开展服务预约与转诊、进修学习、现场指导等，与各级医疗机构协同开展人才培养和区域协同医疗服务。目前，华西医院远程医疗已覆盖以西部地区为主的 23 个省区市的 650 家医疗机构，惠及 3 亿人口[①]。

　　截至 2018 年，三级、二级和其他医院开展远程医疗活动的比率分别为 74.0%、56.0% 和 30.6%。其中，开展较多的项目是远程会诊、远程影像诊断和远程心电诊断，这些项目信息技术支撑手段发展相对比较成熟。从调查结果来看，大部分医院和患者都反映远程医疗效果为"好""较好"，影响远程医疗服务质量的首要因素是远程医疗设施。与此同时，医院认为开展远程医疗最大的难点和问题也是医疗信息系统制约，三级、二级和其他医院分别占比 50.7%、47.6% 和 42.6%。[240]

第三节　健康科研技术服务

　　科学研究服务行业包括在许多科学研究领域（特别是在医疗、卫生和 IT 领域）运作的一系列政府和私营部门组织。该行业严重依赖公共部门的资金。近年来，随着政府在此领域加大投资力度，预计医学研究投资将增加。这个领域里的私营部门通过政府的捐赠、与其他公司的共同投资，以及通过知识产权的特许权使用费和许可收入筹集资金，还通过将开发的产品推向市场后产生收入流来实现其研究的商业化。科学研究服务行业的收入将继续以稳定的速度增长。

一　数据收集

　　数据收集情况与医疗卫生服务基本相同，主要数据收集者增加了"科研机构"。近年来我国健康大数据的科研机构数量迅速增加，除了原有高校和科研院所新成立的分支机构外，还成立了大量的民办非营利机

---

　　①　四川大学华西医院远程医疗概况［EB/OL］. http://www.nhc.gov.cn/wjw/zccl/201809/7964157aad9c447ba038a8b92383de2e.shtml, 2018 - 09 - 14.

构专门从事相关研究。这些科研机构数据部分来自医疗机构，部分数据由其自主采集。

科研机构一方面为其他企业或者机构提供服务，如某些药品的试验或者测试，某项公共卫生政策的前期调研等；另一方面，研究成果形成的知识产权通过授权或者转让，由下游的企业实现产业化。

二　数据处理

该环节数据处理情况与医疗卫生服务环节类似，一般都外包给信息技术服务企业进行处理。

三　数据应用

健康科研数据应用方式有多种，包括药物研发、医疗器械研发、远程医疗、公共卫生政策等。其中，前两项应用较为广泛。

（一）药物研发

健康大数据及大数据技术在药物研发方面的应用体现在两个方面，一是提供了药物研发所需的巨大样本，二是提供了一种全新的研发工具。这两者往往是结合在一起的。

当前，生命科学研究和新药研发难度大，很多领域需要足够多的样本才能研发出潜在规律。大数据技术使对医疗健康数据特别是对非结构化数据，以及对实时的和历史的全部海量数据进行在线的、即时的、深入的分析成为可能。因此，降低了很多研究工作的成本。大数据技术本身具有的挖掘能力可以发现疾病高发人群、疾病及症状间的未知联系，可以挖掘化验指标间的影响，以及化验指标与疾病间的潜在影响，并且对未知的检验项值进行预测。医疗产品公司可以利用大数据极大地提高研发效率，据测算，采用大数据开发新药将为美国创造每年超过1000亿美元的价值。

基因组学的发展使人们对病因和疾病发生机制的理解更加深入。大数据技术提供了一种全新的研发工具。例如，利用大数据将组学研究及不同组学间的关联研究进行综合及整合，既能为疾病发生、预防和治疗提供基因组学、表观组学、转录组学、蛋白组学、代谢组学、宏基因组学层面的新认知，也有利于开展个体化医学，即通过系统整合生物医学与临床数据，可以更准确地预测个体患病风险和预后，有针对性地实施预防和治疗。

药企巨头阿斯利康开启了基因组学研究的新阶段。2016 年 4 月，阿斯利康与美国测序公司 Human Longevity、英国桑格研究院及芬兰分子医学研究所合作进行了 200 万例全基因组测序，而且，阿斯利康从公司的临床试验中选取 50 万份样本用于全基因组测序。为了有效整合这些基因组测序数据和相关的临床治疗和药物反应信息，阿斯利康建立了一个专门的基因组学研究中心。阿斯利康还计划公开发表此次合作项目中的所有研究结果，预计将对推进科技和药物开发产生重要作用。

（二）医疗器械研发

医疗器械是指直接或间接用于人体的仪器、设备、器具、材料等，也包括用于医疗诊断、监护和治疗的计算机软件。改革开放 40 多年以来，随着经济的腾飞科技的进步，我国医疗器械行业也得到了飞速发展。据不完全统计，2011～2017 年，我国医疗器械行业市场规模复合年均增长率超过 18%，2017 年市场规模高达 5200 亿元。与此同时，我国已经跃升为世界第三大医疗器械贸易国，2018 年，占全球医疗器械市场的份额约为 14%[①]。

随着庞大人口基数上老龄化加剧、人均可支配收入增长、产业鼓励政策落地及国民对健康越来越重视，未来，我国医疗器械行业必将继续高速深入发展。然而，我国医疗器械产业基础薄弱，研发实力有待提升，无论是产品的科技含量，还是外观设计，无论是产品功能还是操作性能，与美国、欧盟乃至日本的产品有着显著的差距。导致产品以规模取胜，而非以技术创新取胜，中低端产品是医疗器械市场的主流。高端医疗器械市场基本被国外厂商占据，大中型医疗设备、中高端医疗设备如像影像设备、精密仪器等一直以进口为主。

医疗器械是集设计、生产、材料等高科技行业大成的技术密集型行业，必须经过相当长时间的积累才可能有所进步。[242]当下，几家跨国巨头企业垄断了医疗器械产品中的高端部分，相关技术、信息难以通过直

①　智研咨询 . 2018－2024 年中国医用医疗器械行业市场发展模式调研及投资趋势分析研究报告〔R〕.

接研发获取。在国家政策和企业集体攻关的努力下，影像诊断设备取得了突破，部分产品能够替代进口，个别产品甚至能够在国际市场中展现一定的影响力。但是，总的来说，我国医疗器械产业的技术水平与发达国家的企业相比还存在较大差距。

医疗器械行业属于制造业。信息技术、大数据、云计算乃至人工智能在提升制造业技术水平上有着显著的作用。传统上，制造业技术水平的提升或者依赖于基础科学的突破，或者依靠数以万计的实验和试验逐渐提升。随着信息技术在制造业产业链各个环节的应用，产品数据、技术数据的采集、存储、分析过程得到优化；运用数据挖掘等大数据分析方法分析这些数据时，更容易发现其中的联系和规律；基于这些联系和规律，能够指导相关环节的完善。工业自动化时代，这种更新迭代的速度更快，量变产生质变，制造业的技术水平能够不断提升。研发设计和生产制作环节的优化可以节约成本、提高效率、降低能耗。而除了这些环节之外，大数据分析还可以应用在产品的销售、售后管理等过程，能够了解市场趋势、客户需求，美化品牌形象，提升产品价值。

对于医疗器械行业而言，大数据分析的作用主要体现在设计研发阶段，尤其是参数确定上。医疗器械制造过程中，产品的质量通常由多个参数确定。对于一部分高端医疗设备而言，由于跨国企业垄断，无法直接获取参数。但是，这些医疗器械在使用过程中将产生大量运行数据，随着时间的推移，系统能储存大量的医疗设备工作数据，可以反向推导医疗设备的设计开发原理及具体参数。对于一般医疗器械而言，各个参数的确定一是依靠经验，二是依靠实验，费时费力，大数据分析方法能够从大量数据中挖掘隐含的规则和关系，建立模型，代入历史生产数据，通过训练和学习得到最优的参数关系。

第四节　健康促进服务

健康促进服务包括很多方面，从基础的健康食品、清洁空气和水、安全住房，到个性化的健康检测与评估、健康护理、健身咨询和培训。这些环节中体检中心、基因检测公司、可穿戴设备采集个人健康数据；相关机构应用个人健康数据提供养生保健、基因检测、养老健康、母婴健康照料服务等健康促进服务。

一 数据收集

健康促进服务主要收集的是非医疗的健康数据，所受管制较少，收集的专业性也相对较低。主要的数据收集情况如下。

（一）体检中心

根据 2014 年国家卫计委颁布的《健康体检中心基本标准（试行）》和《健康体检中心管理规范（试行）》要求，健康体检中心主要通过医学手段和方法对受检者进行身体检查，了解受检者健康状况、早期发现疾病线索和健康隐患。至少设置内科、外科、妇产科（妇科专业）、眼科、耳鼻咽喉科、口腔科、医学检验科、医学影像科。健康体检报告内容包括受检者在本机构体检的唯一标识、受检者基本信息、疾病史、家族史等，并且体检中心需保护受检者的个人隐私。

2018 年 10 月，《中国卫生信息与健康医疗大数据学会关于发布〈健康体检基本项目数据集〉等 32 项团体标准的通告》发布。目前，全国公立、民营健康体检中心总数近 15000 家，与此同时，我国健康体检市场发展迅速，据前瞻产业院预测，2024 年，我国健康体检市场规模将达到3284 亿元，增速十分迅猛。另外，随着国民生活水平提高、健康观念深入人心，体检人次也在增加。众多体检中心在提供服务的同时，采集了相当多的个人健康信息。

体检中心也逐步突破以往仅仅提供健康检查服务的限制，将服务延伸至个人健康管理。慈铭体检即构建了健康管理云平台产品和服务，综合三方面的数据，也就是通过智能运动腕表、手机 App 积累的用户行走里程及脂肪燃烧数据等运动数据，通过体检服务积累的体检数据、电子病历等医疗数据，年龄、性别、职业、收入、工作区域等用户个人特征等数据，为用户健康情况做出评估，并根据这些评估定制个性化健康管理方案。据悉，慈铭健康管理云平台的用户在采用健康管理方案之后，各项体检异常指标均有较大的改善。

（二）基因检测公司

随着大数据技术的应用，个人健康管理服务不断前移，能通过基因检测的结果提供健康管理服务。广东汉基天承基因科技有限公司是中国首家以基因生物科技为基础，对个人提供基因检测、细胞治疗、健康管理方案、重大疾病干预方案、个人健康保险方案、私人国内外高端医疗定制服务的全健康管理机构。

互联网巨头谷歌下设的 X 部门正在利用大数据描绘人的身体状况。2014 年 7 月，谷歌 X 部门启动了 Baseline Study 的全新科研项目，从 175 人那里匿名搜集基因和分子信息，并通过搜集数千人的相关数据，采用 HIV 测试方式，希望全面描绘健康人的身体状况。这些数据将提供给研究人员，以便协助他们发现心脏病和癌症的早期迹象，从而在治疗之前，就能够推广相应的预防措施。

（三）可穿戴设备

可穿戴设备也采集了很多个人健康数据。×××是一款利用可穿戴设备收集个人健康数据、提供个人健康管理的手机 App。根据课题组的访谈结果，截至 2019 年 12 月，该 App 累计拥有用户 7600 万名，活跃用户 400 万~500 万名，积累各类用户标签 30 多万条。

为了更好地量化用户的健康情况，也为了更灵活地引导用户进行健康管理，该 App 设计了个人健康指数 H 值，根据用户个人健康数据，每个用户的 H 值不同；同时，赋予各类健康运动 M 值，用户进行了相关健康运动，就可以得到新的 M 值，相应的，个人 H 值也会发生变化。通过 H 值的变化，可以了解到用户这段时间的健康轨迹，预测未来疾病的发生率。通过可穿戴设备提示用户进行各类运动，增加 M 值，促进用户改进生活方式以促进健康。

×××不仅采集自有用户的个人健康数据，同时也整合其他可穿戴设备的数据，包括小米手环、欧姆龙产品等。该 App 的主要业务是为企业员工提供健康管理，也为保险公司做业务支撑，同时也提供健康咨询服务等第三方服务。

百度推出智能可穿戴设备及智能健康设备平台 dulife，可汇总用户可穿戴设备中的数据，通过分析处理，为用户量身打造涉及健身、美容、睡眠、饮食等各个领域的健康解决方案。

二 数据处理

该环节数据处理情况与医疗卫生服务环节类似，一般都外包给信息技术服务企业进行处理，也有一些数据应用企业建立了自己的信息技术部门，自行进行数据处理。

三 数据应用

该环节数据应用种类繁多，大多针对某一特定人群，分析特定的需求之后提供健康服务，主要应用情况如下。

（一）养生保健服务

根据德勤发布的《2020年健康医疗预测报告》，中国高血压人口有1.6亿~1.7亿人，糖尿病患者达到9240万人，超重或者肥胖症患者0.7亿~2亿人，血脂异常的有1.6亿人，脂肪肝患者约1.22亿人。养生保健服务市场很大，它的迅速发展也带来了健康管理App的繁荣。无论是苹果还是安卓应用市场，各类健康管理App数量都很多，也吸引了大量用户，带来了很大的流量和收益。

通过健康管理App可以实时开展健康大数据诊疗和药物监测与预测管理。通过可穿戴设备收集个体体征的实时和连续性数据，包括心率、脉率、呼吸频率、体温、热消耗量、血压、血糖、血氧、体脂含量等个体数据，也包括药物种类、品牌、剂量、成效等信息。一方面，利用数据库技术存储和归类实时、连续监测和流数据；另一方面，利用大数据挖掘、分析技术提供管理和预测服务，提供具有个性化的健康指导与建议，并对维持健康提供预测管理服务，更科学地实施个性化健康管理。

（二）养老健康服务

2020年，我国将进入人口老龄化严重阶段。发达国家进入人口老龄化时，人均GDP在5000~8000美元。我国未富先老的局面对养老健康服务提出了巨大的挑战。另外，庞大的人口基数给健康管理提供了巨大的市场需求。

例如，某公司提供的基于北斗手环服务的老年人关爱智慧社区方案，通过定位查询、远程监护、紧急求救等，实现对老年人、护理人员的智能现代化管理。

中兴健康也推出智慧养老系统，通过安在冰箱、洗手间及卧室的传感器采集老人行为数据，上传到中兴的健康云平台分析，并将数据结果推送到子女的手机等终端，让子女及时了解老人日常健康状况。

（三）母婴健康照料服务

怀孕与生产对于准妈妈影响深刻，无论是生理还是心理都会遇到一些前所未有的挑战和困惑。这些对于整个家庭乃至整个社会都会有深远的影响。不少企业定位于母婴健康服务，针对怀孕期间出现抑郁、焦虑或其他情绪困扰，以及产后抑郁、焦虑或躁郁症等，提供心理辅导服务。也有一些企业专门提供健康饮食、运动方面的服务。类似的服务主要通过手机 App 提供。

第五节　健康保障与金融服务

目前，包括基本医疗保障服务、城乡居民大病保险服务、补充医疗保障服务、工伤和生育保险服务等在内的健康保障供给与人民群众日益增长的健康保障需求之间存在不充分、不平衡的矛盾，合理增加商业健康保险服务，是落实"健康中国 2030"的重要举措。另外，运用保险这种市场化风险管理手段推动多层次健康管理体系完善，是落实中央关于金融服务实体经济、服务人民生活要求的重要举措。

在健康保障与金融服务中，运用大数据技术，积极掌握不同地区、不同类型医疗机构的健康保障和健康保险共性、个性化需求，依托行业数据共享的平台优势，积极与相关的公共服务部门数据对接，各保险公司可以制定科学性强、可追溯、可预测的健康险种和费率；医保机构也可以提升服务和监管的针对性、有效性。

一　数据收集

为完善统一的城乡居民基本医疗保险制度和大病保险制度，不断提高医疗保障水平，确保医保资金合理使用、安全可控，国务院机构改革方案提出组建国家医疗保障局，作为国务院直属机构。2018 年 3 月，十三届全国人大一次会议表决通过了关于国务院机构改革方案的决定，组建中华人民共和国国家医疗保障局。相应地，各省各地改组、组建了本辖区医保机构。

各级医保机构采集医疗保险、生育保险、医疗救助、异地就医中的人员信息、医疗基金收支规模、享受医保待遇人员情况等。其中，采集的享受医保待遇情况数据中包括了门急诊和住院数据、报销数据（含药品费、检查治疗费、服务设施费、其他费用）。

国家医疗保障局的成立、城镇和农村医保的统一管理等一系列改革，使医疗保障局在药品采购中，集采购权、定价权和支付权于一身，成为超级买家，获得药品相关数据。国家医疗保障局还具有基金监管职能，在履行这一职能过程中，可检查定点医疗机构和零售药店，相应地，也可以采集相关机构数据。

此外，根据《国家医疗保障局关于印发医疗保障标准化工作指导意见的通知》（医保发〔2019〕39号）有关要求，国家医疗保障局研究制定了医疗保障定点医疗机构等信息业务编码规则和方法，并要求相关单位通过医保局官网"医保业务编码标准动态维护"窗口，做好业务编码的信息维护工作。这些编码包括医保疾病诊断、手术操作分类与代码，医疗服务项目分类与代码，医保药品分类与代码，医保医用耗材分类与代码，医保医师代码，医保护士代码，等等。

总的来说，各级医保局拥有覆盖面广、标准化高的健康数据，在健康大数据产业链上的影响至关重要。

二 数据处理

医疗保障与金融服务的数据处理主要由医保信息技术服务企业来完成。较之于医疗信息技术服务业，医保信息技术服务业市场集中度更高。2016年1月3日，国务院发布《关于整合城乡居民基本医疗保险制度的意见》，要求整合城镇居民基本医疗保险和新型农村合作医疗两项制度，建立统一的城乡居民基本医疗保险制度。无论是医保新农合二合一，还是医保异地结算，都需要开发、升级并维护信息系统，这给我国的医保信息化行业带来了很多市场机遇。

根据未来智库网的调研数据，仅医保新系统的升级改造就有10亿元的市场规模①，DRGs 建设完成后每年服务费约 10 亿元，建设费则达百亿元。近年来，深耕医保信息化的软件企业都取得了迅猛的业务增长，如东软集团、久远银海、东华软件等公司。根据调研估算，东软集团的市场份额约为 30%，久远银海紧随其后，市场份额约为 20%。

三 数据应用

该环节数据应用起步多年，近年来应用尤为迅速，主要目的是医保和保险控费及保险产品开发。

（一）医保控费服务

医保控费是在保证医疗质量的前提下有效控制医疗费用。我国目前基本实现全民参保，合理控制医疗费用是确保我国基本医疗保障制度持续运行的关键因素之一。

基于大数据分析技术，可以发现医疗费用上涨的关键因素，以此作为战略决策的依据，决策者可以有针对性地制定措施解决关键问题。例如，在慢性病防治工作中，如果数据分析结果表明，医疗费用增长主要集中在糖尿病领域，那么就要进一步明确，费用增长的原因是单个患者增加，还是人均治疗费用增长。如果是发病率提高，患者增加，那么有效控制医疗费用上涨的关键就在于预防，通过向潜在患者普及糖尿病常识，鼓励健康的饮食和生活习惯，降低发病率。

如果是由于人均治疗费用增长导致医疗费用的激增，就有必要从治疗过程中寻找根本原因。例如，可能是少数医院的过度医疗行为导致部分患者费用增加异常；也可能是使用了某些新研发的药物或者新推行的治疗方式引起医疗费用增加。针对前者，决策者要做的是加强对医院的管理；针对后者就要基于卫生经济学分析，确定这种新的药物或者治疗手段能否包含在医保报销范围，并且进一步确定它的报销比例。

（二）商业健康险

目前，传统的商业健康险经营困难，主要是存在三大问题：一是缺

---

① 每个省级医疗保障局需投入 300 万~500 万元，地级市医保局需投入 200 万~300 万元，有改造需求的机构数目在 370 个左右，由此可以测算出医疗保障系统升级改造的市场规模约 10 亿元（https://mp.weixin.qq.com/s/_3WDjLPHzDPcyrGwxczCAg）。

乏科学的产品设计；二是单笔健康险盈利风险较高；[243] 三是有效核保和防止骗保的成本较高。总体而言，造成了商业健康险入不敷出的现状，并且进一步造成了推广商业健康险的障碍。

针对这些问题，进行产品创新和合理定价，并开展精准营销，有助于实现被保险人和保险公司的双赢。大数据有助于开发商业健康险新险种和精准的费率设定，通过科学精准的测算提升保险的盈利水平。通过智能健康穿戴设备、健康管理应用和信息管理平台等，可以实现对用户生理体征、生活习惯和生活环境等一系列数据的连续性采集，并基于采集数据对用户的健康状况进行评估，这就为商业健康险充分利用线上线下健康数据甄别欺诈和控制逆向选择的风险提供了新的工具和手段。

当前，基于大数据技术的新型健康保险市场有着巨大的发展空间。例如，2018年上线的相互宝，就是一款与传统保险产品迥异的产品。它改变了以往个人参保、公司理赔的模式，而是创建了一种"个人参保，共同保障"的模式。加入相互保的每一位成员，在遭遇重大疾病时都可以获得10万~30万元的保障金，而这笔保障金由每一位加入的成员平均分摊。相互宝一经上线，就在全球保险行业一鸣惊人，上线刚刚两个月，用户数量正式突破3000万。这在保险行业创造了一个新纪录，也充分反映了我国保险市场的巨大潜力。

联合健康保险（United Healthcare）是联合健康集团（United Health Group）的子公司，从事为中小型公司及个人和家庭提供以网络为基础的健康福利保险服务，是当前美国最大的健康保险公司之一。United Healthcare积极拥抱大数据技术，自主开发了基于Hadoop框架的大数据平台，包括索赔、处方、治疗计划参与者、合同服务提供者及相关的索赔审议结果等相关信息，使用这些数据分析结果预测医疗诈骗犯和盗用身份者，还利用大数据助力各种类型病种的保费和费率测算。

众安保险由蚂蚁金服、腾讯、中国平安等发起设立，是国内首家互联网保险公司，于2013年9月29日获中国保险监督管理委员会同意开业批复。众安保险从退货运费险、保证金保险等创新型产品起步，如今已涉足投资型产品、信保产品、健康险、车险、开放平台、航旅及商险等多个领域。众安保险的健康险与传统的健康险在两个方面有显著不同：

一是不同于传统健康险仅仅通过体检等对参保人的健康情况有个简单的判断，众安保险对参保人的饮食、生活和运动习惯进行数据化处理，这些持续即时、全方位的数据记录让保险公司对参保人的健康情况有更清晰的判断；二是有别于传统健康险的事后赔偿，众安保险在前端健康管理、慢性病管理上做了很多工作。2015 年，众安保险被 H2 Ventures 和毕马威评为全球金融科技百强榜首位。截至 2016 年底，众安保险累计客户数量达 5.23 亿人，保单数量超过 72.79 亿份。当前，平安保险等也成为众安保险的客户，可见大数据为保险市场开拓了新的空间和参与者。

（三）　特种疾病保险

在健康大数据的支撑下，除了针对健康人群的健康险及重疾险，一些针对高风险人群特种疾病的保险产品也陆续问世。其中复星联合健康出品的乳果爱医疗保险产品，是国内第一款乳腺癌术后也可以投保的医疗险。

以往，得过乳腺癌的人是没法再买重疾险的，不仅如此，曾经有过住院经历的人，保险公司审核其投保时往往也十分慎重。然而，目前包括癌症在内的很多疾病，治愈率越来越高。这部分高风险人群也有保险的需求。基于健康大数据，能够更加客观地评估高风险人群的健康情况，指导他们更加健康地生活。基于健康大数据的特种疾病保险既是扩展保险市场的需求，也增进了社会福祉。

第六节　智慧健康技术服务

智慧健康技术服务包括三种主要的技术服务形式，一是"互联网＋健康服务"平台，也就是专门为方便人民群众健康生活而提供第三方服务的平台，常见的有互联网健康服务和产品销售平台、互联网健康旅游出行服务平台等；二是硬件与云资源服务，主要有健康大数据存储平台租赁服务、云存储、云计算、云加工等服务；三是物联网和其他与健康相关的应用软件开发与经营服务，也包括基础环境、网络、软硬件等运行维护服务，以及健康信息技术咨询等服务。其中，第二种和第三种属于信息化服务在健康领域的专门化，较为传统。

一　数据收集

对于传统的医院和医疗机构而言，在健康大数据的发展中，有两大重要需求：一是收集病患数据，二是盘活这些数据资源，将大数据技术用到点上，真正挖掘出有价值的诊疗需求，才是关键。国内这方面相对比较落后，缺乏较为成功的案例。虽然区域健康信息平台聚集了大量数据，但基本处于沉睡状态。美国有专门的健康数据互联网平台，可以为我国的发展提供借鉴。

Practice Fusion 是一家专注于电子病历建设的公司。它于 2005 年成立，开发了基于云计算的电子病历系统，并且基于这些电子病历，运营了一个庞大的医患社区。截至 2018 年底，Practice Fusion 平台已经有 8000 万名患者和超过 12 万名医疗专业人士。

Practice Fusion 完全按照互联网规律运作，首先用免费模式吸引用户，通过这些用户获得海量的医疗健康信息，而这些信息有利于医生的诊疗。2015 年 10 月，Practice Fusion 突破了 500 万次/月的访问量。平台每天帮助医生管理超过 25 万名患者。自推出以来，Practice Fusion 的电子病历平台创下了超过 1.78 亿次的问诊记录。

Practice Fusion 创建了一种全新的盈利模式，依托所运营的医患社区，它构建了一个囊括病患、医生、实验室、制药商、影像中心、医疗机构等的医疗生态，从而在几乎没有成本支出的情况下实现诊疗效益和医药研发的支持。目前，Practice Fusion 收到凯鹏华盈、Artis Ventures、高通投资等著名风险机构注资 1.51 亿美元，并被评为最有可能进行首次公开募股的候选公司之一[①]。

二　数据处理

该环节数据处理情况与医疗卫生服务环节类似，一般都外包给信息技术服务企业进行处理。也有一些互联网平台建立了自己的信息技术部门，自行进行数据处理。

---

① 以上信息来源于 https://www.practicefusion.com/。

三　数据应用

目前该环节数据应用类型较多，很多尚处于探索阶段。本节主要介绍在健康服务领域较为成功的几个应用。

（一）互联网在线诊疗

随着健康服务业进入"互联网＋"时代，数字医疗带动健康产业深入应用大数据等手段，促进供需对接，增强精准服务能力，全面提升智能水平。[244]新冠肺炎疫情给互联网医疗提供了发展契机。2020 年第一季度，国家委属医院互联网诊疗业务同比增长 17 倍，医疗互联网企业访问量、就诊量、交易额也持续高涨，医疗、医药、医保、健康管理都在互联网端实现了猛增。而且医、药、险、检、患的线上融合、交织，使大数据、机器人、人工智能、精准医疗等加速在互联网医疗领域应用落地。互联网医疗（或"互联网＋医疗"）的内涵随着技术的推动而不断扩增、业态随着政策管制的放松而不断丰富。目前，互联网医疗至少包括互联网诊疗、互联网医院、远程医疗、"互联网＋护理"、"互联网＋医药流通"等维度。无论从哪个维度来看，互联网医疗的本质都是专业的医疗健康服务与便捷可及的互联网服务的结合。

美国互联网医疗比我国发展得更早，市场集中度更高。目前互联网医疗平台 Amwell、MDLIVE、Teladoc 占据了绝大部分市场份额。尤其领先的 Amwell 拥有 1.5 亿个医保参保用户，服务超过 55 个医保计划，超过 240 个医疗集团，共计 2000 多家医院。依靠这些项目和产品，偏远地区的患者可以通过平板电脑或个人计算机获得针对中风、心血管疾病、皮肤病等疾病的高质量紧急咨询。偏远地区的医疗专业人员也可以获得相应的信息，从而可以在自己的社区中为患者提供治疗。

新冠肺炎疫情也使这些公司业务量猛增。保险公司和医院/医疗集团也开发了一些互联网医疗平台，但是这些平台大都由以上 3 家互联网医疗企业提供技术支持。极少数保险公司会建立自己的独立互联网医院平台，如安森保险（Anthem）就通过独立子公司建立了自己的互联网医院平台 LiveHealth Online。美国大部分州强制要求将互联网医疗纳入保险。这就使保险公司成为其主要服务对象之一。绝大多数保险公司都支持客户使用互联网医疗平台，其中有些是指定一家平台，有的则可以选择多家平台。疫情期间，保险公司进一步加大互联网医疗支持力度。大多数保险公司互联网医疗和线下医疗享受同样的报销政策，有些公司还免掉了挂号费和免赔额。

国内互联网医疗行业发展随着监管政策的变化有个 3 次起伏。目前大体分为三类，即医院自建的互联网医院、互联网公司主导（政策要求依托医院）的互联网平台及整合区域医疗资源的互联网平台。

第一类的典型代表是中日友好医院。中日友好医院基于远程医疗协作网络搭建互联网平台，将基层医院和本院医务人员进行整合，并建立专科医联体，实现社区首诊、疑难危重症转诊、远程会诊、远程培训等工作。

第二类的典型代表是春雨医生。春雨医生通过一系列规范形成了自己的专家医生库和用户库，运用大数据等技术更好地对接双方的需求。春雨医生采用流数据管理等大数据技术采集和分析就诊信息，进一步挖掘用于健康管理的需求，同时提供线上问诊、线上诊疗和在线购药等医疗服务，针对医院、医疗机构、药房、患者等不同问诊主体开发个性化服务。

第三类的典型代表是微医推动的高水平城市健康服务共同体（以下简称健共体）。健共体先后在南平、泰安落地。该模式旨在通过数字化平台整合公立医疗资源、医保、医药，为用户提供在线诊疗、慢性病管理、在线医保支付、送药上门等线上线下一体化的闭环服务。近期天津也在引进该模式。此外，阿里在浙江、京东在宿迁也在做类似的工作，阿里目前在浙江整合了 400 家医院。

（二）互联网健康干预平台

健康干预是指对影响健康的不良行为、不良生活方式及习惯等危险因素及导致不良健康状态进行处置的措施手段。尤其对于缺乏自制力的人，健康干预的作用尤为重要。国内已经有一些相关的产品，但是都处于起步阶段。在此将介绍国外较为成功的企业案例。

CaféWell 是一个由 Welltok 保健公司创建的平台，它的运行方式是通过互联网入口管理用户的健康数据，并依据这些数据为用户提供习惯干预和预防性健康管理计划，以及争取保费减免等。

Welltok 基于 IBM 开发的大数据认知方法，开发的 CaféWell Concierge

能够在最大程度上利用自然语言，从各个渠道，包括用户与医生的对话、用户的运动数据及其他潜在文本中提取有关用户的健康信息。同时，它也通过专门的可穿戴设备 MapMyFitness 采集相关信息。

通过实现动态个性化健康体验，Welltok 不仅可以帮助消费者做出明智的健康选择。还能够获得其他收益，包括对用户群体的精确判断有助于 Welltok 降低用户搜索和广告成本，提升成本收益率；以及大数据等方法对于用户需求的精准判断和对用户未来需求的预判，将开拓新的诊疗市场，为 Welltok 带来更广大的市场潜力和盈利空间[1]。

---

① 以上信息来源 https://www.cafewell.com。

第十二章　健康大数据商业模式分析

健康大数据蕴含着巨大的市场和产业空间，也提供了商业模式创新的机会。近年来，"商业模式"一词在商业和学术研究中得到了广泛的关注。商业模式描述了组织如何创造、营销、交付和获取价值的原理，商业模式创新往往比技术创新更为重要。[245] 学界提出了一些商业模式的分析和设计框架，其中 Osterwalder 提出的商业模式框架得到了广泛的认可。本章借鉴该分析框架，归纳目前健康大数据主要的商业模式，依据最终产品特点，将商业模式分为三大类。

第一节　分析框架

Osterwalder 在梳理文献、辨析概念的基础上，提出从产品、客户、基础、财务 4 个维度 9 个构件设计商业模式[246]，所形成的分析框架（见表 12 - 1）也被管理咨询行业称为"商业模式画布"。在该分析框架中，产品尤为关键。[247] 因此，本章首先通过产品维度将商业模式分为健康服务、健康数据、健康大数据技术三大类，再根据其他 3 个维度进行细分。

表 12 - 1　商业模式的分析框架

维度	构件	描述
产品	价值主张	全面介绍公司的产品和服务组合
客户	目标客户	描述了公司希望向其提供价值的客户群
	分销渠道	描述了公司与客户联系的各种方式
	关系	说明了公司在自身与不同客户群之间建立的联系类型
基础	价值配置	描述活动和资源的安排
	核心能力	概括了执行商业模式所需的能力
	合作伙伴网络	为了有效提供商业价值，与其他公司构建的合作网络
财务	成本结构	实施商业模式中的资金状况
	盈利模式	描述公司通过各种收入流赚钱的方式

为了使分类尽可能简单明了，根据不同的产品类型选择不同的细分维度，具体划分情况如图 12 - 1 所示。

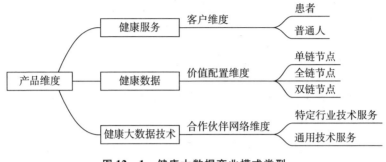

图 12 - 1　健康大数据商业模式类型

第二节　以健康服务为中心的商业模式

采用这类商业模式的主要是传统的医疗卫生机构和健康管理机构。它们直接面对客户，为客户提供健康服务。大数据对于它们来说只是工具。根据目标客户可以细分为两类，即针对患者的医疗服务和针对普通人的非医疗类健康服务。第二类以健康促进服务为主，也包含健康管理服务，统称健康促进服务。

一　服务于患者

在中国，服务患者的机构以公立为主，商业模式的变革及创新力度相对较小。激烈的市场竞争及供需缺口也刺激着这些机构创新其商业模式，以应对新趋势，这也正在重塑该行业的行业架构。一方面，渐进式创新频繁出现，主要是旨在降低成本和提高效率的现有资源的优化重组（如合并和收购）。另一方面，更激进的商业模式创新也开始出现，如互联网医院就是一种引入新机制颠覆原有行业秩序的尝试。根据调研发现，目前以医疗服务为中心的商业模式创新主要出现在以下方面。

我国各省区市在大力推动医联体的发展，这就是一种价值配置方面的创新。医联体就是区域医疗联合体，是将同一个区域内的医疗资源整合在一起，通常由一个区域内的三级医院与二级医院、社区医院、村医院组成一个医疗联合体。医联体的建设目的之一是解决大医院人满为患，小医院无人问津的现状。通过初诊分流，将一些小医院也能解决的问题留在小医院解决，大医院集中解决难点问题，总的来说，就是为了解决人民群众看病难的问题。

专科联盟是目前较为成熟的医疗合作伙伴网络模式。它指的是以区域内某一家医疗机构特色专科为主，联合其他医疗机构相同专科的技术力量，形成区域内若干特色专科中心，从而横向盘活现有医疗资源，形成补位发展模式，既能提升专科重大疾病的救治能力，又能突出专科特色。

远程医疗协作也是一种合作伙伴网络，它是指由牵头单位与基层、偏远和欠发达地区医疗机构建立长期的医疗服务网络。我国政府正在大力推进面向基层、偏远和欠发达地区的远程医疗服务体系建设，鼓励二级、三级医院向基层医疗卫生机构提供远程医疗服务。

分级诊疗与远程医疗协作一样，目的也是把常见病、多发病、慢性病的基本诊疗疏解到社区，缓解大医院人满为患、不堪重负的困境，让大医院腾出手来看大病、解顽症。基于分级诊疗的信息共享调阅可以认为是一种基于合作伙伴网络的应用。2015年，国务院办公厅发布了《关于推进分级诊疗制度建设的指导意见》，强力推动分级诊疗的发展，区卫生服务中心与二、三级综合性医疗机构合作，实现相互间检验结果、医学影像、用药记录及患者基本健康信息的共享调阅。通过共享调阅，可以看到病人的概况，如消化道症状、心血管症状等，还有历史就诊记录、曾用药物记录等。

二　服务于普通人

近年来，服务于普通人的健康服务创新层出不穷，服务人群范围和深度都在不断拓展，以下三点趋势尤为重要。

一是移动化。现在的健康服务不再像以前一样，只能在固定的场所提供。健康服务是可移动的，或者说可穿戴化的，通过可穿戴设备对用户健康状况进行实时监测，提供全天候的健康服务。

二是前端化。健康服务的起点不断前移，不仅从娃娃抓起，而且从基因抓起，在生命诞生以前就对父母进行基因测序，预测胚胎基因的各种风险，并进行干预或者引导。

三是交叉补贴。个人健康管理大多通过提供增值服务盈利，很多基础服务都是免费的，尤其是前端的各种健康检测服务，但是如果客户想要更高端、更个性化的服务，就必须付费。这是一项典型的交叉补贴——高级功能收费，以此补贴免费的基本功能。

第三节　以健康数据为中心的商业模式

对医疗健康信息的价值挖掘的前提是拥有足够多的数据资源。一方面，电子病历为中心的医疗健康信息仍然是当前健康大数据价值的主要载体，很多企业通过与医院等医疗机构的合作，进一步挖掘这些信息背后的大数据价值；另一方面，通过开发一系列移动健康终端，采集的健康数据也成为企业的数据资产，在小范围内探索个性化的健康大数据服务价值。健康数据是采用该类模式的企业的核心产品。根据企业在健康数据收集、处理和应用环节资源配置的情况，可以分为三类模式。

一　单链节点模式

单链节点模式是指企业自身仅参与产业链中单一大数据相关经济活动的商业模式，可分为数据原料模式、数据加工模式与数据中介模式。

数据原料模式是指企业以未经加工的原始数据作为主要产品的模式，其关键工作是进行海量数据的收集、传输与整理，对数据采集技术等硬件基础设施的要求高。该商业模式位于大数据产业链的最上游。由于我国对医疗数据的商用立法尚未明确，目前还没有此类企业。对于非医疗类的健康数据，一些可穿戴设备就采取了此种商业模式。这些可穿戴设备的售价往往很低，事实上是一种交叉补贴，销售设备的亏损会通过销售数据的盈利来补贴。

数据加工模式是指企业从别处购买数据进行加工处理后租售给其他使用者的模式，其基本流程是将获得的低价值密度原始数据与特定的背景、目标结合，进而加工、提炼出价值密度更高数据产品，对大数据分析技术要求高。根据对数据加工的程度，可将该类企业细分为信息租售商与知识租售商。信息租售商对数据进行初步加工形成体现某一主题的数据包产品；知识租售商注重将获得的大数据与专业知识结合，主张发现新的知识为客户提供一体化问题解决方案，表现出了跨专业、行业应用特点。

数据中介模式是指企业既不生产数据，也不加工数据，只是连接健康数据的供需双方，提供信息服务。美国的 Practice Fusion 就采用的此种商业模式。随着健康数据法律法规的完善，相信国内一些大数据交易市场也会出现健康数据产品的交易。

二 全链节点模式

全链节点模式，亦可称为数据自营模式，是指企业收集数据进行挖掘分析并将结果留用的商业模式。根据大数据产品或服务在企业业务中所占据的地位高低，可分为大数据核心业务模式与大数据辅助业务模式。

大数据核心业务模式以数据重复利用为原动力，公司具有很强的数据收集与大数据分析能力，数据产品租售是其主营业务。例如，春雨医生既是大数据的生产者和收集者，也是数据处理和产品应用者，以平台上获得的海量用户数据进行大数据分析，以所获得的见解开展精准营销与个性化产品设计，相关营收占据了公司总营收的绝大部分。

大数据辅助业务模式是指将大数据产品作为提高生产效率、创新产品或服务等的决策依据与驱动器，而非作为主营业务。例如，各大移动运营、银行及保险公司，通过对其主营业务所产生的数据进行大数据分析，针对不同用户设计不同类型的产品或服务，从而提高主营业务利润，而不直接通过出售客户数据产品获利。

三 双链节点模式

双链节点模式是指涉及产业链上数据收集、处理与应用等环节中两个环节的大数据企业，根据所涉及的环节不同可分为信息租售模式、知识租售模式、大数据核心业务模式、大数据辅助业务模式及数据众包模式。

前两个模式与单节点模式类似，但数据来源于自身收集而非直接购买；第三、第四个与全链节点模式类似，但数据来源于购买而非自身收集。

数据众包模式是指企业将要解决的问题公开发布，以一定报酬吸引社会各界人士参与问题解决方案设计，并对收集到的回复进行科学评价，进而确定最优方案的模式，其特点是放弃了对特定问题数据的收集与分析，而直接利用社会智慧来解决自身遇到的问题，提高创新能力与产品适应性。

第四节　以健康大数据技术服务为中心的商业模式

企业将数据收集与处理等环节从自身产品或服务生产环节剥离，外包给企业外部更为专业的机构来完成，从而达到降低生产成本、集中力量专注核心业务的目的。这些外包业务的接包方往往采用了以技术服务为中心的商业模式。根据合作伙伴网络情况可以分为以下类型。

一　特定行业的信息技术服务

信息技术服务也被称为信息化服务，服务的行业主要包括卫生和医保。随着电子病历的评级需求日益提升，区域卫生信息平台建设步伐加快，卫生信息化行业近年来加速发展。医保信息化也同样如此，城镇、农村医保的合并，异地结算的推进及电子医保卡的推广，医保信息化行业获得了大量的招标项目，规模稳步增长。

二　通用的信息技术服务

通用的信息技术服务包括硬件、软件租售服务和整体解决方案服务。硬件租售模式既包括传统的互联网络、大数据基础设施等的租赁销售，也包括新兴云储存、云计算等服务提供，华为、联想等是前一类模式的典型代表，云盘、网盘等是后一模式的代表。软件租售模式指企业通过提供大数据存储、检索、数据挖掘等技术性捕获、处理、分析和显示非结构化和结构化数据，以解决数据挑战而创建的优化型技术，并从中获得洞察性信息。在算法层面，科大讯飞、捷成股份与拓尔思等分别为音频、视频与图像等大数据分析算法的杰出公司代表。整体解决方案模式是指综合提供软硬件服务和产品，为客户提供一体式解决方案，在该模式下，客户关注的重点不在于从谁处购买设备、数据库等，而在于谁能提供解决问题的最佳方案，定制服务成为基本特征，如华为基于IT基础设施领域的优势所具备的存储、计算专长提供一体化大数据解决方案。

第十三章　健康大数据产业发展展望

目前医疗健康大数据的主要付费方有六个：消费者、企业、保险公司、政府、医院及药企（包括医械）。从短期来看，保险公司和药企的付费意愿最强，都有代表性企业开始尝试大数据应用。[248] 医院、政府与企业需求也很明显的，消费者目前还是更愿意为有形产品付费，为服务付费的意愿都不强。在对保险公司、信息技术服务企业、医院及政府有关部门走访的基础上，本章对未来健康大数据产业发展进行了展望。

第一节　产业生命周期总体情况

Gort 和 Klepper 最先提出了产业生命周期理论，认为产业发展往往经历导入、大量进入、稳定、大量退出（淘汰）和成熟五个阶段。[249] 这一理论被不断完善并广泛应用于产业发展研究。

据前瞻产业研究院数据，仅在 2018 年第一季度，医疗健康大数据领域就发生了 35 起投融资事件①。2018 年上半年，国内医疗健康行业共发生融资事件 295 起，同比增长 7%，融资金额 54.6 亿美元，同比大幅增长 1.35 倍，创下国内医疗健康行业上半年融资金额最高纪录。其中，超过 10 亿元的超大额融资就有 7 笔。

目前，健康大数据产业总体处于产业发展的前两个阶段，以导入期为主，个别的子行业开始步入大量进入期。后文将介绍各阶段中有较好发展前景的子行业。

第二节　导入期的重要行业

导入期的行业或者企业往往需要大量投资，而且投资不一定就能保

---

①　武单单．年终盘点 | 2018 年医疗大数据政策：小跑前进，监管渐明晰［EB/OL］．https://www.iyiou.com/p/88518.html，2018 - 12 - 26.

证获得成功，蕴含着巨大的风险。研发投入不一定能产出产品，即便产出了产品，通常也没有市场，或者市场很小。在某些情况下，出色的新产品或出色的营销活动会引起轰动，以至销量迅速上升，但这通常是特殊情况。大多数产品要达到这种效果通常需要时间、人力和物力的投入，实现产品的多轮迭代。

一　医药咨询

大数据平台利用大量的用户数据和医药方案，嵌入个人用户平台，包括患者、医生、药品促销员、渠道运营商、安全监管人员等，可以直接面向用户提供咨询服务。

一是药品定价咨询。对医药产品公司来说，药品定价并非越高越好，一方面要考虑成本，另一方面也要考虑市场。基于健康大数据的分析，可以分析对比同类药品的价格，也可以衡量医疗机构提供服务的能力和水平，在这些分析的基础上，制定合理的定价策略，从而获得更高的市场准入可能性；而对于具有针对性疗效的药品，可以制定创新的定价方案，获得更高收入。

二是医患匹配咨询。医患匹配类似广告投放，基于大量的用户行为数据，加上推荐算法和点击量预测算法的不断革新，目前互联网广告投放的匹配度已经大大提升，精准营销是互联网公司最为广泛的应用之一。而对病患需求的精准判断，关键在于充分的数据支持。因此，将健康大数据应用于医患对接和对患者需求的挖掘上，将有利于进一步提升导诊导医精准度和匹配度。

反过来说，健康大数据平台的运营数据也将影响医生行为管理、药品价格管理和医药政策的制订。未来医药行业网络化必将会朝着这个方向发展，大数据平台在医药行业和大健康领域的价值将在数据的积累中不断提升。

二　医院管理咨询

面对人口老龄化和健康大数据的发展潮流，需要同时进行公益性与营利性的权衡，医院这个行业发展面临很多挑战，也产生了很多新的需求。

（一）面临的挑战

第一，医院人力资源短缺和萎缩的趋势日益明显。传统的医生培养周期长、成本高、难度大，本来就存在供不应求的情况。由于人口老龄化的加快，健康医疗的需求日益增长，人力资源的缺口不断增加。

第二，医院组织方式的变革。2015年国务院办公厅发布了《关于推进分级诊疗制度建设的指导意见》，强力推动分级诊疗的发展；另外，5G时代的到来使得远程医疗拥有了更强大的信息基础设施的支撑。

第三，医疗保健成本迅速增长。目前，美国医疗保健费用约占GDP的18%，总计约6000亿美元。如此高的成本使政府、医疗服务行业及患者都十分紧张。中国目前没有翔实的统计数据，但是健康方面的支出增速显然将高于美国。

第四，护理的需求迅猛增加。预期寿命的延长、老龄化的到来、生活水平的提高，使人们的护理需求迅速增加。

（二）所需的咨询服务

医院管理内容很多，其中与健康大数据相关的主要有两个方面：医疗费用评估及优化、医疗质量评估及提升。

一是医疗费用评估及优化服务。2012年出台的《人力资源社会保障部　财政部　卫生部关于开展基本医疗保险付费总额控制的意见》指出，将逐步建立以保证质量、控制成本、规范诊疗为核心的医疗服务评价体系与监管体系作为任务目标，也就是说医疗费用评估的核心之一就是控制成本。由于缺乏必要的分析工具和分析能力，医保机构对医院医疗费用的控制难以做到精细化，往往简单粗暴地通过"总额控制"来实现。

总额控制也就是给每个医疗机构全年医保费用限制报销额度，超出部分往往不予报销，需要医疗机构承担。总额控制支付方式下的总额基数和调整系数的确定往往是在上年的额度基础上简单地增减，既没有考虑客观性，也缺乏科学性，难以得到医疗机构的认可。这导致医疗机构成为财务风险的承担者，也就导致医疗机构减少必要服务，甚至是拒绝某些患者或者项目来降低医疗成本。2012年上述政策发布之后，出现过推诿患者、拒绝住院等现象。大数据精细化分析可以应用于科学合理的评估医疗费用及质量，从而为包括总额控制在内的多种支付方式提供支持。

二是医疗质量评估服务。短期来看，高质量的医疗服务对于患者疾病管理和健康维护至关重要；长期来看，得到了高质量的医疗服务，降低患者再次住院率，进而提升人群健康水平，是从根本上控制医疗费用的关键。

WHO 2018 年 *10 facts on patient safety* 报告指出，全球住院患者年均4.21亿人次，其中，由医疗质量与安全问题导致的年卫生费用损失占卫生总支出的 20% ~ 40%。[250] 提高医疗质量，降低损失是各国都十分关注的。

衡量医疗质量可以从两个方面入手。一是针对患者接受医疗过程进行评估。基于临床大数据和医学知识库，针对不同疾病管理，可以制定标准医疗方案，在这个医疗方案的基础上，根据患者的个性来调整；也能够基于用药合理性来评估医疗过程。二是针对患者医疗过程的结果进行评估，包括统计手术事故发生率、再次住院率等。

随着医疗机构改革的深入，医疗服务方案相继出台，"医药分家"势在必行，医院原有的收入分配格局必将被打破，医院向管理要效益的时代也随之到来，[251]需要进一步提高医院管理水平。

三　医疗支付

以往医院的支付入口大多在人工窗口，患者通过人工窗口用现金缴费，或者使用医保卡、银行卡和信用卡缴费。在大部分城市，医院正在推广在线支付、移动支付、扫码支付，尽管这些支付方式在日常生活中已经十分常见了。近年来，医院以人工窗口为主的支付方式正在发生变化，其他支付手段正在增加。[252]支付方式的丰富缩短了患者用于排队支付的时间，提高了患者的体验，不仅如此，医疗支付方式的革新还可以孵化新的产业和产品。在美国医疗支付领域创新企业很多，其中有不少获得多轮融资（见表 13 – 1）。

2016 年，武汉市中心医院连接上线人脸识别医保在线支付系统和"商保在线直赔系统"，不但实现了手机刷脸即可完成缴费，而且购买了商业保险的医保和自费病人，可享受"医保＋商保＋自费"一站式综合

表 13 - 1　10 家美国医疗支付领域的创新企业

企业名称	成立时间	产品特点	当前轮次	累积融资（美元）	主要投资方
Patientpay	2008 年	针对专门护理提供端对端的解决方案	—	1250 万	Esping Family Foundation
DrChrono	2009 年	移动医疗领域苹果唯一的官方合作伙伴	A 轮	1870 万	Runa Capital
Patientco	2009 年	专有云技术方便沟通并自动化传统的手动后台操作	B 轮	3180 万	Accel-KKR、BlueCross BlueShield VenturePartners
CareCloud	2009 年	企业级别的应用平台，拥有顶级的电子健康记录和实践管理	C 轮	1.28 亿	Blue Cloud Ventures、Tenaya Capital、Intel Capital
Visitpay	2010 年	将医疗机构和健康计划的数据合并到一个应用程序	A 轮	2220 万	Flare Capital Partners、Norwest Venture Partners
SwervePay	2010 年	自动发送信息，无缝整合，一键支付	B 轮	1160 万	Garland Capital Group
Simplee	2010 年	整合费用估算、账单和理财三项服务	C 轮	3780 万	Social Capital、Heritage Group
Health iPASS	2014 年	提供全方位多渠道的患者参与平台	A 轮	720 万	FCA Venture Partners
AxiaMed	2014 年	PCI 认证的点对点加密（P2PE）技术	—	1580 万	Health Enterprise Partners
Cedar	2016 年	分析上百万的内外数据点，提供分析和建议	B 轮	4900 万	Arel Lidow、Florian Otto

资料来源：https://36kr.com/p/5152408。

支付，商保理赔实现即时"秒赔"。也就是说患者不仅缩短了医院排队等候时间，还缩短了商保理赔时间，减少了当时的费用支出。

目前，新兴的医疗支付方式往往只是提供一个支付接口，战略价值有限。未来发展中，应该实现多种支付方式、支付渠道和支付入口的统一接入，同时，具备协助医院财务、医保机构、患者三方自动对账的功能，从而实现医保、商保直赔直付。

医疗支付的支撑企业可以通过收取合理手续费、设置广告位，以及提供增值服务等获得可观的盈利。

四　医学科普教育行业

（一）在线健康教育

随着健康信息和医疗保健环境日益复杂，大多数人需要额外的信息、技能和支持来满足他们的健康需求。对于文化水平不高或使用互联网经验有限的用户来说，互联网使用起来并不友好，甚至难以接受。另外，对于政府来说，患者或者群众获取卫生信息、服务和技术方面的能力不足，可导致预防性服务的使用率降低，慢性病管理知识减少，住院率增加。因此，政府和群众都需要积极的健康教育。

信息技术服务商可以提供在线健康教育，促进卫生信息技术的有效利用及卫生保健和公共卫生专业人员之间的卫生信息交流，实现对健康风险和突发公共卫生事件的快速告知和应急反应，提供与人群联系的新机会和渠道。尤其在新冠肺炎疫情特殊时期，在线健康教育对于传播健康知识、稳定社会恐慌情绪起到了十分重要的作用。

（二）在线健康服务

市场营销和服务成为当前健康大数据企业的"战略环节"。通过大数据分析，确定精准的客户群体或客户的精准健康需求，挖掘疾病早期预警、辅助临床决策、疾病风险因素分析、院外远程监护、统筹医疗资源、降低医疗成本等新的健康服务类型和内容，加强智能化的产品配套，深化便捷的和智慧的健康决策成为企业的核心竞争力。[253]

社交媒体和新兴技术有望降低一般健康信息服务的门槛。由于创造性地使用健康大数据，以及人工智能技术，提供在线健康服务越来越简单。同时，在线健康服务能够获得持续的反馈，富有成效的互动，以及获得有关治疗和干预措施有效性的证据。这也将改变传统的患者－医疗服务提供者的关系。它还将改变人们接收、处理和评估健康信息的方式。因此，健康大数据应用将进一步促进在线健康服务的发展。

第三节　大量进入期的重要行业

健康大数据给其他相关行业也带来了商业模式创新的机会，并可能孕育出一批独角兽企业。在最近的行业扫描中，研究者发现对大数据的兴趣并不仅限于传统产业。自 2010 年以来，已有 200 多家新企业开发了创新的医疗保健应用。其中约 40% 旨在直接进行卫生干预或提升预测能力。这是健康大数据应用的一个强大的新前沿，而在历史上它更多地关注数据管理和回顾性数据分析。[254]处于这一阶段，大部分健康大数据企业主要通过推出"微创新"的产品和服务来占领市场。企业应当更加注重技术与市场的结合，加强对应用型技术的挖掘，同时加强技术积累和集成创新，从需求出发挖掘消费者的应用痛点。[255]

一　健康数据交换

国家卫健委于 2018 年 8 月下发的《关于进一步推进以电子病历为核心的医疗机构信息化建设工作的通知》，强调了大数据在信息统计分析和智慧医院建设上的作用，此外还对数据联通提出了要求。这给健康数据交换的相关行业带来了发展机遇。

Kaiser Permanente（美国凯撒医疗机构）已全面实施新的计算机系统 Health Connect，以确保下属所有医疗机构之间的数据交换，并促进 HIE 的使用。该系统改善了心血管疾病的预后，并通过减少办公室访问和实验室测试实现了约 10 亿美元的节省。①

Astra Zeneca 与 WellPoint 的数据和分析子公司 HealthCore 建立了为期四年的合作伙伴关系，Astra Zeneca 使用 HealthCore 数据及其自身的临床试验数据来指导研发，以确定某些慢性疾病和常见疾病的最有效和最经济的治疗方法。

我国正在加快推进医药分离，健康数据交换给药品流通领域带来了一次大的变革，尤其是给药店带来了发展机遇。例如，有的 App 通过把医院真实处方电子化，通过具备资质的专业处方共享平台，对接院外专业药房，患者凭借短信密码，在众多专业药房中选择自己去买药或者送药上门服务。在这种模式中，一旦一个处方被使用，就不能再买药。患者可以自主选择买药的机构，复诊患者甚至可以直接通过在线复诊续方。虽然该模式存在患者隐私风险，以及可能形成医生及药店新的利益关联，但如果建立了相应的监管机制，这种创新的商业模式也具备较好的发展

---

① https：//healthy. kaiserpermanente. org／。

前景。

二 商业健康保险

人民日益增长的对健康长寿的美好期望，人口老龄化带来的长期医疗护理需求是健康保险长期发展的两大支撑。全球范围内，各国医疗费用都在急剧增加，我国卫生总费用也不例外，除了国家不断加大财政投入，个人负担的部分也在逐年增长，个人支出部分可以通过商业健康险来筹集。由此可见，我国健康保险存在巨大的潜在需求。然而，目前健康险整体处于亏损状态，无论是在基础费率的计算还是在新产品的开发上都需要各大保险公司加大投入。

为了保持竞争力，保险公司必须准备好以创新的方式挖掘信息以获得洞察力。它们将越来越多地依赖保险中的大数据来帮助客户主动监控风险以最大限度地减少客户损失，减少索赔，为公司和客户创造价值。利用健康数据进行险种开发，以及个性化产品定制，是健康保险公司发展的趋势。通过大数据平台，健康保险公司能够从一个地方而不是从一系列来源（包括病人、医院、实验室、私人办公室等）收集信息，这将有助于扩大数据覆盖范围。通过大数据平台，健康保险公司能够分析临床试验数据和公共保险政策信息，以改善其整体政策和实践，做出更准确、更健全、研究更充分的决策。

保险公司在布局健康医疗大数据。平安集团参与久远银海定向增发，人保集团也收购了一家医保信息化企业的股份。利用健康数据进行险种开发，以及个性化产品定制，是保险公司发展趋势。

（一）通过股权合作成立专门的健康险公司

长期以来，国内商业健康保险主要以重疾津贴型产品、与社保保障范围基本一致的补充医疗保险产品为主，或一次性定额给付，或单纯事后理赔，对医疗服务的介入非常有限。[256]保险公司的作用可以简单地分为两个部分，一是向被保险人收取保险费，二是在被保险人发生医疗费用时给予理赔。保险公司既没有参与到被保险人的医疗过程中，也没有站在医患关系之间，针对医保费用，形成第三方的制衡。

因此，目前国内商业健康保险对整个健康产业的影响非常有限。究其原因，保险公司既缺数据又缺专业人员。而国外的先进经验是，首先要获得足够的健康服务数据，基于这些数据，干预被保险人的健康管理，甚至干预医疗决策。健康险公司如果能实现对受保人身体健康状况的有效识别，并能对其进行健康干预，能实现多方共赢。

（二）健康险产品优化及创新

国内保险公司除了要求购保者体检，没有其他数据。即便有了数据，也缺乏分析数据的人才和技术，还缺乏提供健康管理和健康指导的专业人才。挖掘现有的医保数据，能为保险公司健康险产品开发、定价提供指导，并对具体的受保人进行健康状况的评估。

一是大病慢性病精算定价。通过对医疗费用的深度分析结果，结合不同年龄群体的发病率及疾病演变信息（可从疾病学研究中获得），即可为真正理赔型大病、慢性病保障设计及相关精算定价提供有力支持，促进医疗保险产品的创新并提升产品的竞争力。[257]

二是理赔费用风险控制。欺诈骗保、浪费和滥用医疗资源不仅可以不予理赔，甚至可以提起诉讼。然而，如何及时发现以及确认这些问题是保险公司的一大难题。基于大数据技术，可以对一般疾病的治疗过程提供标准化方案，也可以规范药品利用，从而能够迅速发现不合理医疗检查项目、不合理高值医用耗材、诊断和处方药品指征不匹配、药品剂量超标等，有利于医疗保险理赔运营管理。

（三）产业链上下游的投资与并购

通过产业链上下游的投资与并购，能实现规模经济与范围经济，甚至由于数据资源的整合，能建立竞争优势和获得获取数据的权利。2018年，友邦保险控股有限公司、新创建集团有限公司、中投中财基金管理有限公司等企业参加了一笔5亿美元的战略融资，投资对象是医疗健康科技平台微医控股有限公司，也就是"微医"。完成本轮融资之后，"微医"的估值高达55亿美元。

三　医保控费

近年来医保领域改革力度较大，2015年，国家卫计委等5部门联合下发《关于控制公立医院医疗费用不合理增长的若干意见》，要求降低药品耗材虚高价格及费用占比，推进医保支付方式改革。2018年10月，国家医疗保障局办公室印发了《关于申报按疾病诊断相关分组付费国家试点的通知》；2019 年 10 月，又印发了《关于印发疾病诊断相关分组（DRG）付费国家试点技术规范和分组方案的通知》，确保 DRGs 支付方式由点及面，由政策而方案而技术层层落实。在相关政策的大力推动下，DRGs 支付方式加速普及，市场规模很大。目前，北京大学第三医院、北京大学人民医院等已经试点使用 DRGs。这种新的支付方式将给医疗信息技术服务行业带来扩容机遇。

1983 年，美国国会立法，老年医疗保险（Medicare）首次应用了基于 DRGs 的预付费制度（DRG-PPS）。随后，DRGs 陆续被欧洲、澳大利亚和部分亚洲国家引进，应用于这些国家的医疗服务管理当中。在不同的国家和地区，DRGs 演化了多个版本。2008 年，北京市资助开发的 BJ-DRGs 主要借鉴美国的 AP-DRGs 和澳大利亚的 AR-DRGs。目前东华软件已经在大力推广其 DRGs 产品。

DRGs 支付方式不再按照患者诊疗过程的实际花费支付，而是按照疾病相关分组及相应的诊疗过程和用药方案支付费用。DRGs 有助于激励医院加强医疗质量管理，迫使医院缩短住院天数，减少诱导性医疗费用支付；有效地降低了医疗保险机构的管理难度和费用；有利于宏观预测和控制医疗费用；为医疗质量的评估提供了一个科学的、可相互比较的分类方法，[258] 是当今世界公认的比较先进的支付方式之一。

然而，也必须认识到 DRGs 的不足。疾病分组的前提是对疾病的充分认识，以及基于疾病诊疗过程和用药方案的大量积累，才可能形成较为科学合理的标准。目前，我国仅提供了 376 种疾病的 DRGs 支付方案，相对于目前已经确定的 3 万多种疾病，远远不足。进一步地说，即使是在比较成熟的疾病分组中，也会有很多非常规的情况。此外，患者的个体差异，包括年龄、性别等，对费用有很大的影响。

四　医疗信息化行业

2016 年以来，国务院办公厅密集出台了一系列健康大数据相关文件，力求引导和推进我国医疗健康大数据收集范围和应用水平。2017 年，国家卫计委又发布关于促进医疗大数据产业发展的重要政策《进一步改善医疗服务行动计划（2018—2020 年）》。文件将"以'互联网＋'

为手段，建设智慧医院"纳入创新医疗的服务手段。其中提到，医疗机构加强以门诊和住院电子病历为核心的综合信息系统建设，利用大数据信息技术为医疗质量控制、规范诊疗行为、评估合理用药、优化服务流程、调配医疗资源等提供支撑。在随后的 10 月，国家卫计委再次公开针对医疗机构和卫生健康行政部门改善医疗服务质量的考核指标。这些政策目标的实现都需要医疗信息化行业予以支撑，这就给该行业提供了巨大的产业发展空间。目前，医疗信息化行业发展迅速，健康大数据应用范围广阔，出现了很多典型的应用。

（一）分级诊疗信息共享调阅平台

美国印第安纳州健康信息交换所（https://www.ihie.org/）是一个非营利组织，它提供安全可靠的健康信息技术网络，连接印第安纳州的 90 多家医院、社区健康诊所、康复中心和其他医疗服务提供者。它允许患者控制其健康信息，决定数据是托管在某个医生办公室，还是托管于某个医院。

目前，国内也开始推广分级诊疗，社区卫生服务中心与二、三级综合性医疗机构合作，实现相互间检验结果、医学影像、用药记录及患者基本健康信息的共享调阅。通过共享调阅，可以看到病人的概况，症状、化验检查结果，还有历史就诊记录、曾用药物记录等。

（二）区域人口健康信息平台建设

位于加利福尼亚州的 Kaiser Permanente 医疗网络（https://www.kaiserpermanentejobs.org/）拥有超过 900 万名会员，估计可管理 26.5 ~ 44PB 的数据。在我国，2013 年，国家卫计委和国家中医药管理局联合下发的《关于加快推进人口健康信息化建设的指导意见》要求建设标准统一、融合开放、有机对接、分级管理、安全可靠的国家、省、地市、县四级人口健康信息平台。目前，尚没有较为成熟的建设模式可供推广应用。[259] 由于各地财力不同，建设进度各异。财政实力雄厚的江苏目前基本完成了三级平台建设，走在全国前列。对于财政紧张的省区市，省级平台建设面临较大困难。

（三）健康大数据信息安全解决方案

虽然自动化改善了患者护理工作流程并降低了成本，但医疗健康数据的增加也增大了隐私泄露的可能性。网络入侵测试和 IT 安全评估的领先提供商 Redspin 公司发布的 2016 年度数据泄露报告指出，2016 年针对医疗卫生服务提供商的黑客攻击增加了 320%。① 此外，勒索软件已被确定为医院最突出的威胁，它可以加密数据并将其作为要挟，直到满足赎金需求，否则人们无法访问这些数据。

（四）智能辅助诊疗

健康大数据与人工智能结合得比较紧密，随着大数据分析技术的进步，每天都能看到新的平台和工具，以前所未有的方式提升医疗卫生服务。随着这些工具和应用的不断发展，它们将有能力捕获实时数据，不断进行分析，以预测发生医疗事故的可能性，并将提供规定性步骤以避免这种情况发生，可以帮助医疗工作者轻松了解患者的当前状态和未来可能的状态。通过这种快速反馈，有可能彻底改变我们的医疗体验。这几乎就是一个 24×7 的医生，它会提醒任何需要照顾的患者。[260] 从医疗机构的角度来看，能够在事情发生之前，为医疗工作者留出准备时间。最后，所有收集的数据将用于推动医疗达到新的高度。目前，在智能辅助方面已经出现了产品级的应用。

智能辅助诊疗可以提升社区医院医疗水平。给社区医生配备诊疗智能提醒，则类似于有大量专家在后台提供智力支持，既能够消除患者顾虑，又能辅助医生提高水平。诊疗智能辅助系统通过建立临床决策引擎，基于医学知识库和病患信息库，为患者和基层医疗人员提供智慧诊疗和健康管理服务。临床决策引擎数据库十分丰富，其中医学知识库包含诊疗指南、专家共识、疾病率、药品库、疾病管理策略、健康管理策略，病患信息库中则有电子病历信息、健康档案信息及检验检查信息等。通过大数据分析，可以进行初步诊断，并形成标准治疗推荐方案。

（五）科研管理

金昌晓等以大数据科研分析平台的建设为切入点，从数据采集、数据处理及统计分析等方面，探讨其在临床研究中的应用效果。[261] 结果表明利用大数据科研分析平台能够缩短试验周期，降低研究成本。大数据

---

① https://www.redspin.com/resources/download/breach-report – 2016 – protected-health-information-phi/.

科研分析平台利用自然语言处理、机器学习等人工智能技术，深度挖掘临床研究中的数据内在价值，多层次、多角度满足不同科研需求，有着广阔的应用前景。

五 智慧养老服务业

当前，我国智慧健康养老产业正在探索建设中，针对产业发展需求，我国企业纷纷推出创新型智慧健康养老产品，如具有无线等远程操控的养老机器人、便捷的多功能的健康移动设备、具备记录、提醒和初步分析功能的健康应用软件。[262]此外，一些智慧健康养老解决方案和系统平台不断出现，为智慧健康养老产业的发展奠定了良好基础。

商久盛源科技推出的居家养老机器人"小智"可通过 3G/4G 网络和 Wi-Fi 实现远程操控，既具备家庭安防、灯光、窗帘、煤气阀控制及家电启动一般功能，又可对老人面部进行识别，提供下订单、送餐、量血压、量体温等功能，并可以与老人进行聊天、对话、唱歌等互动。

倍泰健康推出人体健康测量网络化分析产品和智能网络化运动器械、电子医疗、远程和移动医疗等产品，同时推出家庭云健康、移动医疗、智慧健康社区、智慧健康养老等解决方案，为用户提供一站式健康检测管理服务。

诺安诺泰致力于打造居民健康大数据管理平台、远程健康管理平台及健康管理类产品。目前，正着手睡眠监护仪、家庭健康信息终端、心爱智能手机伴侣、胎心监护、智能手表/手环等智能家居医疗检测设备的研发。

京东推出能够记录用户健康数据、生成个人健康档案、提供个性化医疗建议等服务的智能健康云，老人等用户可通过健康云打通个人健康通道，享受全方位的健康服务。

青鸟软通推出"虚拟养老院"等信息化养老服务平台，建设社区嵌入式养老服务机构（康复护理站）30 余处。

我国健康大数据发展前景广阔，无论是在就医流程的优化、医患交流的改善方面，还是在提升医疗资源的配置效率和推广远程医疗等方面，或是在利用新兴的医疗人工智能方面，行业和企业都有很多的机遇。

第五篇　隐私规制

近年来，隐私规制（Privacy Regulation）在英文文献中频繁出现，在中文中相对出现较少。事实上，大数据时代个人数据的隐私规制是世界各国及地区面临的共同难题，健康类个人数据的隐私规制则是难中之难。"规制"（Regulation）在中文语境中往往表示对有可能形成负面影响的特定行为过程进行规范和管制。"隐私"本身不是行为活动，更不是行为过程，但是利用隐私信息的行为活动或者过程则会引发负面影响。因此，"隐私规制"指对利用隐私信息的行为过程或活动的规制。

　　鉴于前文所分析的健康大数据的特点，尤其是涉及隐私问题，发展健康大数据产业可能更多地出现一些市场失灵现象。针对这种情况，政府应当进行适度的干预和方向导引，克服市场失灵给产业发展带来的一系列问题，促进资源的优化配置。本篇首先介绍美国、欧盟、日本等国家和地区健康大数据隐私规制模式，梳理目前国内的主要政策法规。在介绍规制体系设计原则的基础上，构建健康大数据隐私规制框架，并针对各个模块提出了措施建议。

第十四章　国外规制模式

健康数据分享与保护是很艰难的抉择，需要精密的规制体系来实现精妙的平衡。正如 Miller 和 Tucker 指出，一方面，严格的规制会增加信息交换或共享的成本，将抑制健康数据的传播与应用；另一方面，明确的隐私保护也让潜在的数据主体确信他们的数据是安全的，从而促进其分享个人健康数据，并增加数据的应用。[263]先发国家都在进行规制方面的探索，本章主要介绍美国、欧盟、日本的隐私规制模式及其关键的法律法规。

第一节　各国的概况

近年来，很多国家都在着手完善健康数据保护的法律法规。医疗保健机构尤其重视管理和保护个人信息，积极解决与处理个人数据相关的风险和法律责任。一些国家或地区的健康数据保护法律法规及其特点见表 14－1。

表 14－1　部分国家或地区的健康数据保护法律法规及其特点

国家和地区	法律法规	特点
美国	HIPAA、HITECH	建立了一整套保护患者隐私的法律标准及关于数据采集、分析、诊断、治疗的制度和程序原则
欧盟	一般数据保护条例（GD-RP）	在数据处理领域，保护自然人的基本权利和自由；保证成员国之间个人数据的自由流动。扩大了数据主体权利，增加了数据控制者的义务，规范数据传输过程的程序
日本	个人信息保护法（2015）	区分了"个人信息"和"个人数据"；设置"匿名加工信息"制度，兼顾保护与应用
加拿大	个人信息保护和电子文件法	个人有权知道收集或使用个人信息的原因，因此组织必须以合理和安全的方式保护这些信息

国家和地区	法律法规	特点
英国	数据保护法（1998）、新数据保护法：改革计划（2017）	为处理和保护个人数据提供了法律框架。严格个人数据获取权、迁移权和删除权的规定；强化了机构在数据保护方面的责任
俄国	俄罗斯联邦个人数据法	要求数据运营商采取"保护个人数据免受非法或意外访问所需的所有必要组织和技术措施"

第二节　美国

针对个人健康数据的隐私保护，美国作为先行国家，在立法方面有很多可以借鉴的地方。1974 年美国制定《隐私权法》，这部法律被视为美国隐私保护的基本法。1996 年，美国通过《健康保险流通与责任法》《个人健康信息隐私联邦标准》《卫生信息技术促进法》及一系列行业规范来构筑健康大数据患者隐私权保护体系。其中，最有影响也最全面的是 HIPAA，该法建立了一整套对患者隐私权保护的法律标准及在数据采集、分析、诊断、治疗过程中的制度和程序原则，提供了一个新型隐私保护法律框架，创新地规范了卫生保健服务提供方及其服务提供方式[264]，极大地提高了患者隐私保护水平。在 HIPAA 中，确立了保护患者隐私权的相关制度，包括最低程度披露制度、知情同意制度、管理简化制度、病人医疗记录查看权制度等，也提供了相关技术标准。

一　规制体系简介

1996 年，美国国会发布了 HIPAA，目的在于改革健康医疗产业，简化管理过程和降低医疗支出，增强隐私保护和个人信息安全保护。可以说，HIPAA 奠定了美国健康卫生领域的法律基础，后续政策就是在这块基石上陆续制定的。后来围绕 HIPAA 制定了一系列的配套措施及实施细则，形成了一整套逐渐细致化和现代化的制度体系。

1997 年，美国卫生与公众服务部要求国家生命和健康统计委员会（National Committee on Vital and Health Statistics）提出标准草案建议。

1998 年，美国 HHS 发布了《安全与电子签名标准》（建议稿），提出了个人电子健康信息及电子签名安全问题的标准规范，补充了 1996 年 HIPAA 中管理简化所规定的内容；1998 年，还对"管理简化"（详情见后文）规定中的事务和代码集标准、标识符标准和安全标准提出了相应的标准规范。

1999 年，提出了《HIPAA 隐私规则》，包含个体可识别健康信息隐私保护的标准，规范了相关信息的使用与披露。

2003 年，最终确定电子信息安全标准规范，对管理简化规定中的执法规则做出规定；同年 2 月医疗保障与医疗救助服务中心（Centers for Medicare and Medicaid Services）发布了《医疗保险改革：安全标准》，最终确定健康计划、卫生保健信息交换中心和特定的卫生保健提供商所必须采用的相关电子信息责任和义务、限制受保护的健康信息出售、强化个人获取电子医疗记录以及防止重要信息泄漏等。[265]

2004 年，发布《HIPAA 管理简化规定：为卫生保健提供者提供唯一的健康标识符标准》，规则最终确定标识符标准。

2009 年，发布《美国复苏与再投资法》（American Recovery and Reinvestment Act）和《经济与临床健康信息技术法》（Health Information Technology for Economic andClinic Health Act，HITECH），革新 HIPAA，针对电子健康记录、ePHI（Electronic Protected Health Information）进行了大量升级，详细解释了 HIPAA 对隐私和安全的保护，同时增加了更多强制实施的内容和相对应的不符合情况下的惩罚措施。

2013 年，颁布《关于 HIPAA 隐私、安全、执法、违约通知等规则的修改》，融合了过去的 HITECH 和基因信息反歧视法（Generic Information Nondiscrimination Act，GINA），包含了 HITECH 的"安全规则"和"违反通知"部分的更新。

美国对于健康数据规制可谓与时俱进，发现问题就迅速出台规制文件。这些规范填补了法律规定中的不足，不仅极力避免了公权力对私权利及经济发展的过度干预，也及时、有效、便捷地维护了患者隐私权。

二 主要目标

HIPAA 的基本目的是保证公司雇员获得连续性的医疗保险、保护患者的健康信息隐私和安全、控制健康管理的支出。

（一）保证公司雇员获得连续性的医疗保险

在 HIPAA 生效前，人们在换工作时，如果有某些病史，会被拒绝参与医疗保险。HIPAA 规定，超过 6 个月之前的病史，不能作为拒绝提供医疗保险的理由。针对怀孕、遗传疾病和某些儿童疾病，公司不能以任何理由拒绝提供保险。此外，通常情况下，公司仅为员工在年底提供一次医疗保险参保机会。夫妻离异、失业、结婚、领养或生孩子，都可能需要变更医保，这就需要等到年底。为解决这一问题，HIPAA 规定了医保特别参保条件（Special Enrollment Opportunity），上述情况下的医保变更可以在一年之中任何时期进行。

（二）保护患者的健康信息隐私和安全

HIPAA 规定不论是医疗服务、账务、保险公司还是个人，在接触受保护的健康信息（Protected Health Information，PHI）时，都必须保护患者的隐私。HIPAA 还规定，除了治疗、收费、手术或者法律强制的情况外，透露被保护的健康信息，必须得到患者的书面同意。此外患者有权看到自己的健康信息，有权询问医疗财务或者保险公司的隐私保护政策，有权修改错误信息，有权投诉可能违反了 HIPAA 的团体和个人。

（三）控制健康管理的支出

美国一直在努力控制医疗支出的过快增长。HIPAA 鼓励健康信息电子化，制定了健康数据传递的国家标准，对于疾病成因、治疗等规定了统一的代码组；针对雇主、医疗服务提供者、医疗保险计划，规定了电子交易中可使用的独一识别码；通过电子化的信息交易，试图减少日益高涨的医疗花费。

从法律通过到逐渐实施，HIPAA 已经成为美国医疗健康领域最为重要的规则。新兴的医疗服务互联网和移动医疗企业在开发产品和提供服务时，都必须非常慎重地契合 HIPAA 对健康数据安全性和患者隐私的保护要求。

三　主要内容

HIPAA 与所有涉及健康相关的医疗、保险和个人都有直接关系。HIPAA 主要分为五个主题，合并为两大部分组成，分别是简化管理

（Administrative Simplification）和保险改革（Insurance Reform）。这两个部分也分别对应了 HIPAA 的两个关键要求，即责任（Accountability）和可流通性（Portability）。HIPAA 的核心内容如下。

（一）便于数据流通的标准

HIPAA 为了便于数据流通，将数据标准分为三个子模块：事务、代码集和独立标识集合。每个子模块都有明确的标准规范。

关于事务的规定要求如下，完整的事务要求包含医疗事务基本信息和收费信息、是否参与任何健康计划①、健康保险之外的附加费用等。

关于代码集，HIPAA 的初衷是便于系统的交互。标准的代码可以帮助系统之间进行有效的沟通。该部分包含 4 大集合，分别是描述疾病（Disease）、创伤（Injury）、症状（Symptoms）和操作行为（Actions）。

独立标识集合是用来标示患者、供应商、赔款人和雇主的，其中 ProviderID 是给所有健康服务供应商的，由 10 位数字表示；EmployerID 是给所有为健康医疗提供资金的雇主，由 9 位数字表示；PayerID 是给所有为健康医疗服务付钱的组织，由 9 位数字表示；PatientID 是给所有接受服务的患者的，目前尚在国会讨论中，因为 Social Security Number 已经存在，是否需要一个独立的 ID 存在争议。

（二）明确受保护的健康信息

美国 HHS 在 2002 年修改了其在 2000 年颁布的个人医疗信息隐私政策，明确了医疗实体禁止使用和披露个人的 PHI。要求受保护的内容包括电子病历、纸质病历和口头沟通。

PHI 包含所有可辨识的个人健康信息，包含任何形式（主要指纸质、电子和口头沟通）上的过去、现在和可能未来的健康情况。具体包括：姓名（Name）、住址（Address）、电子邮件（E-mail）、日期（Dates）、账户号（Account Number）、证书号（Certification Number）、驾照（License Number）、车牌号码（Vehicle Number）、社会保险号（Social Secur-

---

① 健康计划是医疗保健行业为了预防和减少疾病发生、延缓病情进展、提高就诊质量、控制医疗成本、增加治疗效果、减轻相关机构和人员医疗开支，而为社会团体和个人制定的具备良好执行性和明显成效的规范化个性化健康管理服务计划，通过此健康计划的实施，最终达到增强健康意识、有效预防疾病、及时干预病情、促进健康恢复、降低医疗费用、提高生活质量的目的。

ity Number）、病历号（Medical Record Number）、健康医疗保险号（Health Plan Beneficiary Number）、面部信息（Facial Photograph）、电话号码（Telephone Number）、网络地址（URLs）、网络 IP 地址（IP Address）、生物身份识别（Biometric Identification）、其他独立识别码。

在两种情况下，PHI 可以被使用和被披露，一种是被患者明确授权，另一种是去标识的信息，也就是说，去标识（De-identity）之后，数据就可以被自由地使用，不受到限制。这是 HIPAA 设置的有利于数据流通的规定。

美国 ePHI 做出了专门的规定，提出了行政、技术和物理保障三类基本标准。其中，ePHI 范畴囊括了电子病历、电子声明、带有诊疗历史的电话数据库、X 光照片、电子邮件、纸质打印出来的电子信息。

（三）隐私规则

隐私规则主要是关于知情和同意的规则，涉及所有形式的 PHI。HIPAA 的隐私条例规定了使用和披露 PHI 的"涵盖实体"，[85] 通常这些实体包括医疗保健信息交流中心、雇主发起的健康计划、医疗保险和医疗服务提供者。美国 HHS 将其扩大到符合"业务伙伴"定义范围的外包服务接包方。据此，HIPAA 对被涵盖的实体在使用和披露 PHI 上提出了很多要求。

如果个人想了解自己健康数据使用情况，被涵盖的实体必须在 30 天内向个人披露 PHI。

被涵盖实体还必须在法律要求的情况下披露 PHI，如向国家儿童福利机构报告怀疑虐待儿童的行为。

被涵盖的实体可以根据法律要求（包括法院命令，法院命令的手令、传票）和行政请求，向执法人员披露 PHI，以识别或找到犯罪嫌疑人、逃犯、物质证人或失踪人员。

被涵盖的实体不得在没有患者明确的书面授权的情况下披露 PHI 来促进治疗、支付或医疗保健操作。被涵盖的实体必须获得个人的书面授权才能披露 PHI。然而，当被涵盖的实体披露任何 PHI 时，它必须合理地努力，仅披露达到其目的所需的最低限度的必要信息。

规定个人有权要求被涵盖的实体纠正任何不准确的 PHI。还要求被涵盖实体采取合理步骤，确保与个人沟通的机密性。

要求被涵盖的实体通知个人使用其 PHI。涵盖实体还必须跟踪 PHI 的披露和文档隐私政策和程序。它们必须任命一名隐私官员和一名负责接收投诉的联系人，并对所有员工的工作人员进行有关 PHI 的程序的培训。

认为"隐私规则"不被维护的个人可以向 HHS 的民政事务处（Office for Civil Rights）提出申诉。

（四）安全规则

安全规则专门处理 ePHI。HIPAA 规定了需要遵守的三种安全保障措施：行政保障、技术保障和物理保障。行政保障包括安全管理流程制度、安全责任制度、信息访问管理、人事和培训、事件处理等；技术保障包括访问权限控制、审查访问、数据完整性、个人或实体认证、传输安全等；物理保障包括进入控制、物理机器使用、物理工作站安全、设备和媒体控制等。

（1）行政保障。建立和落实安全策略，研究并建设风险评估机制。该保障主要在于显示实体如何遵守安全规则的政策和程序，包括以下方面：安全管理流程、应急计划、指定安全责任、安全知识及意识培训、信息访问管理，认识和培训、评估、安全事故处理等。

（2）物理保障。保护计算机系统运行环境和周围设备的安全。该保障主要在于对物理访问的控制，以防不适当的访问受保护的数据，包括以下方面：工作站的使用和安全、设备及媒体控制、设施出入控制。

（3）技术保障。采用机器学习算法对数据进行主动防御保护，如数据分类、加密以及双向强身份认证等手段，采用现代信息存储方法，如磁盘阵列、数据备份、异地容灾等保证个人数据信息安全。该保障主要在于控制对计算机系统的访问和网络上传输的保护，包括以下方面：数据访问控制、审计控制以及数据完整性、个人或实体认证、传输安全。

（五）执法规则

2006 年 2 月 16 日，美国 HHS 发布了关于 HIPAA 执法的规则，自 2006 年 3 月 16 日起施行。执法规则对违反 HIPAA 规则设定民事处罚，并制定 HIPAA 违规行为调查和听证程序。自此规则实施以来，对违法行为的起诉很少。

第三节 欧盟

欧盟主要针对一般的个人数据进行规制,尚没有关于健康数据的专门法律。不少欧盟成员国根据自身实际情况,有专门针对健康数据的法律法规。

一 规制体系简介

欧洲各国自 20 世纪 70 年代起,就陆续建立个人信息保护制度。欧洲议会和欧盟理事会于 1995 年 10 月 24 日通过了《保护个人享有的与个人数据处理有关的权利以及个人数据自由流动的指令》,并于 1998 年正式生效,要求各国统一标准对个人数据进行保护。

2000 年 12 月 18 日,欧洲议会和欧盟理事会通过《关于欧共体和组织的个人数据处理相关的个人保护以及关于此种数据自由流动的规章》。

2002 年 7 月 12 日,欧盟理事会和欧洲议会共同颁布了新的《关于在电子通信领域个人数据处理与保护隐私权的指令》(以下简称电子隐私权指令),并于 2004 年 4 月在欧盟成员国生效实行。此项指令取代了 1997 年 12 月 15 日通过的《有关电信行业中人格数据处理和隐私权保护的指令》,是欧盟基于当时电子商务及互联网发展状况而制定的旨在规范电子商务消费者隐私保护的法律。该指令包含一系列专门针对电子通信领域个人信息处理和隐私权保护的特别规范,其中部分内容对欧盟电子商务指令的规定也做了进一步的补充和完善。

此外,欧盟数据保护监督专员于 2001 年设立,其职责是确保所有欧盟机构和组织在处理公民个人数据时尊重公民的隐私权。数据"处理"包括许多行为,如搜集信息、录制和储存、重新提取、发送或使其他人员获得,以及组织、删除或销毁数据。例如,欧盟机构或机关被禁止处理揭示公民种族或宗教、政治观点、宗教或哲学信仰或工会成员资格的个人数据。

欧盟《通用数据保护条例》于 2016 年 5 月 24 日生效,并于 2018 年 5 月 25 日实施。GDPR 的出台取代了欧盟 1995 年的《保护个人享有的与个人数据处理有关的权利以及个人数据自由流动的指令》。

二　主要目标

GDPR 的出台一方面与欧盟长期以来对人权的重视息息相关，另一方面也与美国在互联网时代的强势相关。对于个人数据的保护是一种争夺信息社会战略优势的方式。欧盟委员会就曾公开宣称 GDPR 旨在建设现代化的个人数据治理规范机制、确保欧盟公民和居民对于自身个人数据享有充分的控制权。实践中，由于欧盟的领先示范效果，GDPR 约束了全球大部分大数据、云计算、人工智能的经营主体。更具体地说，GDPR 针对数据处理流程、数据处理技术制定了很多规范机制，迫使欧盟以外的业务主体不得不接受欧盟的数据治理理念和相关规制，甚至GDPR 以个人数据跨境制度为有力抓手，直接制约了他国的数据治理制度建设。GDPR 已经突破了个人数据保护的范畴，成为欧盟数字时代"领袖"雄心的基础之一。

三　主要内容

（一）明确了个人健康数据范围

GDPR 将"个人数据"定义为"与已识别或可识别的自然人（数据主体）有关的任何信息；可识别的自然人是可以直接或间接识别的人，特别是通过参考诸如姓名、识别号、位置数据、在线标识符或一个或多个特定于物理、生理、该自然人的遗传、心理、经济、文化或社会认同等可以识别的人"。

根据 GDPR，个人健康数据应包括所有与数据主体的健康状态有关的数据，可以表明数据主体在过去、现在或未来的身体或心理健康状态。该等信息包括为自然人在注册或提供医疗健康服务过程中收集的信息，为健康的目的用于唯一识别一个自然人的数字、符号或其他指定的标记；来源于对身体的部分或身体中的物质进行检验、检测时获取的信息，包括来源于遗传数据及生物样本的信息；任何与数据主体的疾病、残疾、致病风险、病史、临床治疗、生理或生物医学状态等有关并有独立来源的信息，如来源于医生或其他卫生专业人员、医院、医疗机构及体外诊断测试。

除此定义外，GDPR 还包含三个与健康数据相关的其他重要定义。

（1）"健康数据"被 GDPR 定义为"与自然人身心健康有关的个人数据，包括提供医疗保健服务，揭示有关其健康状况的信息"。

（2）"遗传数据"被 GDPR 定义为"来自自然人的生物样本，与自然人的遗传或获得的遗传特征相关的个人数据，提供关于该自然人的生理学或健康的独特信息，特别是来自对自然人的分析"。

（3）"生物特征数据"被 GDPR 定义为"与自然人的身体，生理或行为特征相关的特定技术处理产生的个人数据，其允许或确认该自然人的唯一识别，如面部图像或指纹数据"。

（二）规定了数据处理个人授权的例外情况

GDPR 要求对个人数据进行合规处理，对个人数据的收集和使用必须基于合法的理由，包括取得数据主体的同意、履行合同需要、履行法定义务的需要以及为数据控制者的合法利益的目的等。同意必须是具体的、清晰的，是数据主体在充分知情的前提下自由做出的。在一些例外情况下，个人健康数据的处理并不需要获取同意，与个人健康数据相关的主要例外情形如下。

医疗：为了预防性或职业性医学，评估员工的工作能力，医疗诊断，出于健康或社会保护或治疗或管理健康医疗或社会保障系统和服务的目的，或在遵守职业隐私相关法律规定的前提下，基于与医疗执业人员或其他人员签订合同的目的。

公共利益：为了公共健康领域的公共利益，如防止可能严重威胁公共健康的出入境行为，保障健康管理、药品和医疗器械的质量和安全性。

科学研究：为了进行科学研究。

（三）规范数据的跨境流动

根据 GDPR，个人数据在满足以下条件时可以跨境流动。

欧盟委员会确认了该第三方国家、地区、特定领域及国际组织能确保对个人数据的充分保护（考虑第三方国家的法律规定、监管机构的设置及有效性及签订的国际承诺，并且欧盟委员会每四年会对充分性决定重新审查）；由数据控制者或数据传输者提供足够的保障使得数据主体可以获得充分的权利保障和法律救济（如有约束力的公司规则，或标准合同条款）；或数据主体在知道缺乏充分性决定及缺乏足够保障的情况下仍然明示同意传输其个人信息。

第四节　日本

一　规制体系简介

日本对于个人信息保护的关注，早期较为集中在行政机关对个人信息的使用领域。例如，早在 1975 年发布的《关于涉及行政机关等利用电子计算机之隐私保护制度存在方式的中间报告》中，就提出对行政管理中涉及的个人信息，采取适当措施予以管理。1980 年 OECD（经合组织）隐私指南颁布后，受其影响，日本开始探索制定本国的个人信息保护法。1995 年欧洲议会及理事会颁布了 "95 数据处理指令" 时，日本的个人信息保护还仅仅依靠企业自律。然而，日本综合立法的进程较快，2001 年即完成《个人信息保护法》草案，还修订了《行政机关个人信息保护法》，拟定《独立行政法人个人信息保护法》、《信息公开、个人信息保护审查会设置法》及《行政机关个人信息保护法等施行准备法》等草案。这五个草案被称为个人信息保护五联法，于 2003 年提交日本国会审议通过，并于 2005 年 4 月 1 日起全面生效实施。标志着日本对个人信息的全面保护。随着互联网环境的更新变化，2017 年日本新修订的《个人信息保护法》全面实施。

《个人信息保护法》包括七章，88 项条文，包括总则、国家与地方公共团体的责任和义务、个人信息保护的措施、个人信息处理业者的义务、个人信息保护委员会、附则和罚则等七个方面。

2019 年，该法得到了欧盟委员会的充分认定，欧盟和日本创建了目前世界上最大的数据流动安全区域。

二　主要目标

日本《个人信息法保护法》提供了一种新的数据保护范式，可以兼顾数据应用与保护的平衡的数据保护范式。

通过对 "个人信息" 和 "个人数据" 的定义，日本已经在法律层面明确界定了 "个人数据" 和 "个人信息" 的概念和范围，并对 "个人信息"（personal information）和"个人数据"（personal data）之间的区别及逻辑关系进行了明确。认定个人数据本身，并不当然属于个人所有，承认其在得到妥善处理（如充分匿名化处理）后，具有一定的公共属性。鉴于个人数据与个人信息之间的逻辑关系，如果数据本身不涉及个人信息，那么该数据亦不属于个人数据。日本《个人信息保护法》对个人数据的保护并不是通过为个人数据增设"所有权"等法定权利赋予个人对数据的拥有权或控制权，而是新设"匿名加工信息"制度，兼顾保护与开发利用、投资激励之间的平衡关系。

目前，日本对数据权属问题的处理规则已经比较明确。概括来说，对数据权属以自由流通为原则，特殊保护为例外，以构建开放型数据流通体系为目标，不突破现有法律规定和法解释，不对数据另行设置私权限制，以尊重数据交易契约自由为原则，促进数据自由流通。

三　主要内容

（一）　明确个人健康数据范围

"个人信息"是指能够识别特定个体的内容及符号，是否具有"个体可识别性"，是界定"个人信息"的重要标准。根据日本新修订的《个人信息保护法》（『改正個人情報保護法』）第 2 条、第 3 条规定，"个人信息"所涵盖的范围非常广泛，不仅包括姓名、住址、电话号码、出生年月、邮箱地址、外貌照片、指纹、DNA、声纹、步态、虹膜、静脉认证信息等个人基本信息，还包括护照号码、身份证号码、驾驶证号码、保险证号码、消费记录等广泛意思上能够识别个体的相关符号内容[280]。同时，即使内容本身单独无法识别特定个体，但是通过与其他信息的组合，能够识别特定个体的内容亦属于个人信息的范畴。

"个人数据"的范围相对较窄，是指数据库等经过一定程度整理、体系化呈现的、能够容易检索到个人相关信息的内容，包括个人基本信息，个人移动、行动、购买记录等相关信息，以及通过可穿戴设备收集的相关个人信息。与"个人信息"有所区别的是，"个人数据"的判断依据主要是内容的"可易检索性"。从逻辑上来看，日本规定"个人信息"的范围远大于"个人数据"的范围，个人数据包含在广义的个人信息范畴中。同时，个人数据与个人信息密切联系，个人数据是呈体系化、具有"可易检索性"的个人信息。含有个人信息的事物并不当然属于个人数据。例如，记载有个人姓名、工作单位、联系方式等一定数量个人重要信息的名片，虽然含有大量的个人信息，但是，并不处于容易检索的体系化状态，因此并不属于个人数据。

由于针对个人信息的保护具有一定的特殊性且涉及的领域较为复杂，因此设立专门的监管机构以及针对特殊领域个人信息保护的相关规章。将原来隶属于政府各省主务大臣的分散于各个领域的监督权，转移并集中到个人信息委员会，确立了个人信息权利保护的一体化监督体制。同时，在金融、医疗、个人基因等领域设置了特殊的规章。

为进一步贯彻现行法的立法目的，个人信息委员会与日本厚生劳动省共同将原《医疗看护业者正确处理个人信息指南》修改为《医疗看护业者正确处理个人信息的指导》。该指导主要是以医疗机构（直接接触患者的医院、诊所、助产所、药局等提供医疗服务的业者）与看护业者（经营养老院或提供高龄老年人福祉服务的业者）为对象，其中对个人信息的定义做出进一步的界定与列举，如医疗机构中的个人信息包括治疗记录、处方、手术记录或出院患者在住院期间诊疗经过的摘要等；看护业者中的个人信息包括提供看护服务的计划或已提供服务的内容记录或事故情况记录等。

值得一提的是，为了更好地规范医疗领域对个人信息的使用行为，日本在2017年5月颁布了《次世代医疗基础法》，该法已于2018年5月开始实施。该法是日本医疗信息使用领域的特别法。根据该法的规定，获得国家认定的"认定经营者"，可以通过opt-out的方式，不经过患者本人的同意，从医疗机构获得患者的医疗信息。但是，医疗机构在向"认定经营者"提供医疗信息时，要求必须明确通知患者。

（二）设置匿名加工信息制度

日本《个人信息保护法》对"个人信息"的使用目的、取得方式等规定了明确的要求（该法第15～18条、第31条等）。同时，针对"个人数据"的内容正确性、安全管理责任、从业者的监督责任等也提出了要求（该法第19～23条）。此外，日本《个人信息保护法》中专门设置了"匿名加工信息"制度，将那些经过匿名加工已无法识别具体个人属性的内容规定为"匿名加工信息"，对这类信息的使用不需要获得个人的同意。鉴于个人数据与个人信息之间的逻辑关系，如果数据本身不涉及个人信息，那么该数据亦不属于个人数据，可以按照匿名加工信息制度处理。

（三）　明确知情同意适用情况

"知情同意"是个人信息保护的核心之一，美国、欧盟的个人信息保护立法中都有在采集和使用个人信息时，需要事先取得授权同意的要求。但是，《个人信息保护法》（2015）对于一般个人信息，以限制滥用为原则（第15～18条）；对于"需注意的个人信息"（指含有政令规定的、为避免发生针对本人的人种、信条、社会身份、病历、犯罪经历、因犯罪而被害的事实及其他方面的不当歧视、偏见以及其他不利而需要在处理上予以特别注意的记述等之个人信息）规定了必须事先取得用户同意。

这实际上是遵循了知情同意"opt-out"原则，默认采集、使用个人信息的正当性，适应了互联网社会的特点。

由于医疗与看护业者同样掌握着大量患者的个人信息，因此当医疗机构与从业者使用该信息时，需尽可能地确定其使用目的，在获取该信息后需向本人通知其使用目的或进行公告，并不得超出使用目的的范围。就个人信息的安全管理而言，医疗与看护业者应当在人工、物理或技术等方面采取适当的措施，例如实时监控、文件加密以及提升电脑防火墙的性能等。

对于有可能对患者权益造成伤害的信息，医疗与看护业者在处理的时候应对其加以考虑。具体而言，在诊断纪录或看护机构纪录中记载的病例，或者患者在诊疗或购药的过程中的身体状况、病情、治疗等，以及从医人员（医师、牙医、药剂师、看护师以及其他从事与医疗相关的人员）获知的诊疗信息、体检结果、保健指导的内容缺陷的事实以及受害事实等。这些情形均属于现行法第2条第3款规定的业者应加以注意的个人信息。现行法中没有对医疗领域在获取或者向第三人提供此类信息时做出任何例外的规定，因而医疗或看护业的相关业者未经本人同意，不得实施上述行为。

第五节　评述

GDPR 和 HIPPA 为信息社会的个人隐私、个人数据保护提供了一整套的法律方案，有利于促进大数据产业发展。然而，也有一些不同的声音，认为两部法律过于严格。

首先，有的学者认为，GDPR 和 HIPPA 采集授权过于苛刻。对于包括医疗健康数据在内的敏感数据，GDPR 要求采集时，个人对授权是"明示同意"的。同时 GDPR 第 32 条司法解释中还做出了反向说明，即"默示、将勾选框空置或不做出反应行动，都不能构成为同意"。HIPAA 要求采集 PHI 必须获得含有签名的书面授权。授权书内容必须包括使用 PHI 的描述，使用 PHI 的目的，能够使用 PHI 的所有人员目录，声明一旦使用 PHI 就不受隐私法规保护等十多项内容。[266]

这些规定在实践中往往演化成大量的文字细节和一种烦琐的同意程序，可能让用户无所适从，也给大数据企业增加额外的成本，最终可能导致同意条款非但不能起到保护数据主体的作用，反而成为大数据企业收集与处理数据的责任转移工具。[267]

其次，隐私保护的部分规定过于苛刻，某种程度上妨碍了生物医学研究的正常进展。有研究表明，HIPPA 的颁布导致参加研究的患者明显减少并造成了实验的偏倚性。有研究表明，HIPPA 导致了研究的延迟、经费的增加、获得数据的难度，以及增加了审查的频率等。[268]此外，一些多机构合作的研究涉及机构之间 PHI 的传输和共享，而隐私规则中对信息传输又有严格的限制。有些合作机构甚至因此不愿意参加此类研究，以免增加麻烦。[269]

相比之下，日本对于包括医疗健康信息在内的个人信息的保护更为灵活。日本一方面积极与欧盟对接，以便能继续拓展欧盟市场；另一方面又尽量给数据流通提供便利条件，以便企业能够进行大数据应用。

究其原因，在于美国、欧盟和日本的基本国情有不同。从美国来看，它是数据流入国，大部分 IT 巨头总部都在美国，大数据行业的创新也往往从美国开始。美国在监管上采取的是政府、市场兼有的监管方式，除了明确严格保护的数据，对于其他类型的数据，企业进行大数据应用并无障碍。从欧盟来看，隐私保护传统更加深厚，无论是公共部门还是私营机构，普遍有更强的隐私保护意识，对大数据采取了严监管的模式。从日本来看，它的经济实力和产业基础发展较之欧美略为落后，过分的隐私保护将不利于处在上升阶段的大数据产业的发展，因此，日本采取了一条宽松的中间道路。

第十五章 国内规制现状

目前由于健康数据应用面临一些法律风险，产业部门在此领域的研发投入十分谨慎，以至于尽管我国健康数据资源丰富，健康大数据产业的发展却没能在国际上领先。本章主要梳理我国健康大数据相关的法律法规及政策文件，分析健康大数据隐私规制的难点。

第一节 促进健康大数据发展的政策梳理

2019 年 12 月 28 日，我国发布的《中华人民共和国基本医疗卫生与健康促进法》提出："国家推进全民健康信息化，推动健康医疗大数据、人工智能等的应用发展，加快医疗卫生信息基础设施建设，制定健康医疗数据采集、存储、分析和应用的技术标准，运用信息技术促进优质医疗卫生资源的普及与共享。"这为促进健康大数据发展奠定了基石。然而，健康大数据属于新兴事物，从不同工作内容和工作机制的管理上分属于多部门。从卫生医疗角度，主要由国家卫健委、民政部、国家发展和改革委员会、人力资源和社会保障部等部委负责；从健康服务角度，主要由民政部、人力资源和社会保障部等部门管辖；从大数据应用角度，主要由工业和信息化部、国家发展和改革委员会、民政部等部委负责；从健康医药角度，主要涉及国家市场监督管理总局、国家中医药管理局等部门。此外，在保险、金融、互联网行业，也存在相关主管部门。这些机构都出台了相关政策文件促进健康大数据发展。地方政府更是积极进行试点探索，出台了更具前瞻性的政策措施，有必要一一梳理厘清。

一 国家层面政策梳理

我国政府积极推动信息技术产业和健康服务业融合发展，国务院办公厅、国家卫健委、民政部等部门陆续出台了一系列与智慧健康产业和健康大数据相关的指导性和扶持性政策。具体而言，近年来已经出台或即将出台以下十余项政策，进一步明确健康大数据发展方向。

2013 年 8 月，国务院办公厅出台了《国务院关于促进信息消费扩大内需的若干意见》，指出要推进优质医疗资源共享，完善医疗管理和服务信息系统，普及应用居民健康卡、电子健康档案和电子病历，推广远程医疗和健康管理、医疗咨询、预约诊疗服务。推进养老机构、社区、家政、医疗护理机构协同信息服务。

2013 年 9 月，国务院颁布《关于促进健康服务业发展的若干意见》，明确指出要推进健康服务信息化，要充分利用现有信息和网络设施，尽快实现医疗保障、医疗服务、健康管理等信息的共享。积极发展网上预约挂号、在线咨询、交流互动等健康服务。以面向基层、偏远和欠发达地区的远程影像诊断、远程会诊、远程监护指导、远程手术指导、远程教育等为主要内容，发展远程医疗。支持研制、推广适应广大乡镇和农村地区需求的低成本数字化健康设备与信息系统。逐步扩大数字化医疗设备配备，探索发展便携式健康数据采集设备，与物联网、移动互联网融合，不断提升自动化、智能化健康信息服务水平。

2014 年 11 月，国务院办公厅印发《关于加快发展商业健康保险的若干意见》。该意见指出，鼓励商业保险机构参与人口健康数据应用业务平台建设。支持商业健康保险信息系统与基本医疗保险信息系统、医疗机构信息系统进行必要的信息共享。政府相关部门和商业保险机构要切实加强参保人员个人信息安全保障，防止信息外泄和滥用。支持商业保险机构开发功能完整、安全高效、相对独立的全国性或区域性健康保险信息系统，运用大数据、互联网等现代信息技术，提高人口健康数据分析应用能力和业务智能处理水平。

2015 年 9 月，国务院办公厅出台《关于推进分级诊疗制度建设的指导意见》，指出要利用信息化手段促进医疗资源纵向流动，鼓励二、三级医院向基层医疗卫生机构提供远程会诊、远程病理诊断、远程影像诊断、远程心电图诊断、远程培训等服务。发展基于互联网的医疗卫生服务，充分发挥互联网、大数据等信息技术手段在分级诊疗中的作用。

2016 年 6 月，国务院办公厅印发《关于促进和规范健康医疗大数据应用发展的指导意见》，指出健康医疗大数据是国家重要的基础性战略资源。健康医疗大数据应用发展将带来健康医疗模式的深刻变化，有利于激发深化医药卫生体制改革的动力和活力，提升健康医疗服务效率和质量，扩大资源供给，不断满足人民群众多层次、多样化的健康需求，有利于培育新的业态和经济增长点。部署通过"互联网＋健康医疗"探索服务新模式、培育发展新业态，努力建设人民满意的医疗卫生事业，为打造健康中国提供有力支撑。该意见提出加快建设统一权威、互联互通的人口健康信息平台，培育健康医疗大数据应用新业态等14项重点任务及工程。其中有3项扶持政策，我们认为对医疗健康大数据产业链布局有直接促进作用：一是建设和完善以居民电子健康档案、电子病历、电子处方等为核心的基础数据库。二是全面建立远程医疗应用体系，健全基于互联网、大数据技术的分级诊疗信息系统，延伸放大医疗卫生机构服务能力，有针对性地促进"重心下移、资源下沉"。三是加强医疗机构监管，健全对医疗、药品、耗材等收入构成及变化趋势的监测机制，协同医疗服务价格、医保支付、药品招标采购、药品使用等业务信息，助推医疗、医保、医药联动改革。

2016年10月，中共中央、国务院印发了《"健康中国2030"规划纲要》，明确指出，加强健康医疗大数据应用体系建设，推进基于区域人口健康信息平台的医疗健康大数据开放共享、深度挖掘和广泛应用。消除数据壁垒，建立跨部门跨领域密切配合、统一归口的健康医疗数据共享机制，实现公共卫生、计划生育、医疗服务、医疗保障、药品供应、综合管理等应用信息系统数据采集、集成共享和业务协同。建立和完善全国健康医疗数据资源目录体系，全国深化健康医疗大数据在行业治理、临床和科研、公共卫生、教育培训等领域的应用，培育健康医疗大数据应用新业态。加强健康医疗大数据相关法规和标准体系建设，强化国家、区域人口健康信息工程技术能力，制定分级分类分域的数据应用政策规范，推进网络可信体系建设，注重内容安全、数据安全和技术安全，加强健康医疗数据安全保障和患者隐私保护。加强互联网健康服务监管。

2018年4月，国务院办公厅印发了《关于促进"互联网＋医疗健康"发展的意见》。该意见指出，要健全"互联网＋医疗健康"服务体系，完善"互联网＋医疗健康"支撑体系，加强行业监管和安全保障。其中允许依托医疗机构发展互联网医院、推动居民电子健康档案在线查询和规范使用等意见，以及药品数据整合、医疗保障数据联通共享等建议，对医疗健康大数据产业发展有显著促进作用。

2018 年 7 月，为贯彻落实《国务院办公厅关于促进"互联网 + 医疗健康"发展的意见》有关要求，进一步规范互联网诊疗活动，发挥远程医疗服务积极作用，提高医疗服务效率，保证医疗质量和医疗安全，国家卫健委和国家中医药管理局组织制定了《互联网诊疗管理办法（试行）》、《互联网医院管理办法（试行）》和《远程医疗服务管理规范（试行）》。这些办法进一步保障了互联网诊疗活动的开展。

2018 年 7 月，为加强健康医疗大数据服务管理，促进"互联网 + 医疗健康"发展，充分发挥健康医疗大数据作为国家重要基础性战略资源的作用，国家卫健委发布《国家健康医疗大数据标准、安全和服务管理办法（试行）》，从标准、安全、服务三个方面对健康医疗大数据的应用进行了规范。一是强调制定全国健康医疗大数据标准，明确各级卫生健康行政部门的工作职责。二是明确健康医疗大数据安全管理的范畴，规定健康医疗大数据的访问和使用应当是全程留痕、可查询且可追溯的，要求建立健全相关安全管理制度、操作规程和技术规范。三是明确相关方职责及实施健康医疗大数据管理服务的原则和遵循，实行"统一分级授权、分类应用管理、权责一致"的管理制度，明确了责任单位应严格规范不同等级用户的数据接入和使用权限，并确保数据在授权范围内使用。

2019 年 10 月，中国银行保险监督管理委员会令（2019 年第 3 号）公布了于 2019 年 12 月 1 日起施行的《健康保险管理办法》。该办法第 31 条指出，鼓励保险公司采用大数据等新技术提升风险管理水平。对于事实清楚、责任明确的健康保险理赔申请，保险公司可以借助互联网等信息技术手段，对被保险人的数字化理赔材料进行审核，简化理赔流程，提升服务效率。

此外，我国还出台了《远程医疗信息系统建设技术指南》《医疗机构病历管理规定》《人口健康信息管理办法（试行）》《全国医院信息化建设标准与规范（试行）》《国家医疗健康信息区域卫生信息互联互通标准化成熟度测评方案（2017 年版）》等规范和标准。

表 15 - 1 是对近年来我国健康大数据相关政策的梳理。

表 15 - 1　我国健康大数据相关政策梳理

发布部门	政策文件
国务院办公厅	《国务院办公厅关于促进和规范健康医疗大数据应用发展的指导意见》 《国务院办公厅关于推进分级诊疗制度建设的指导意见》 《国务院办公厅关于促进"互联网＋医疗健康"发展的意见》
中共中央、国务院	《"健康中国2030"规划纲要》
国家卫健委、国家中医药管理局	《互联网诊疗管理办法（试行）》 《互联网医院管理办法（试行）》 《远程医疗服务管理规范（试行）》
国家卫健委	《国家健康医疗大数据标准、安全和服务管理办法（试行)》
国家卫计委等九部门	《关于推进医疗卫生与养老服务相结合的指导意见》
国务院	《国务院关于促进健康服务业发展的若干意见》 《国务院关于加快发展养老服务业的若干意见》 《国务院关于促进信息消费扩大内需的若干意见》

二　地方层面政策梳理

在《"健康中国2030"规划纲要》和《国务院办公厅关于促进和规范健康医疗大数据应用发展的指导意见》的引领下，各地方政府高度重视健康大数据的相关内容，纷纷出台相关政策，形成中央地方联动的政策体系，如贵州省、福建省等。

贵州省出台了《贵州省人民政府办公厅关于促进和规范健康医疗大数据应用发展的实施意见》（黔府办发〔2017〕24号），要求"推动健康医疗大数据共享开放。改造升级以居民电子健康档案、电子病历、电子处方等为核心的基础数据库，加强全省各级各类医疗卫生机构信息化建设，实现院内信息化系统和数字化医疗设备接口开放、互联互通，筑牢健康医疗大数据采集应用基础，加快医疗服务和公共卫生服务数据向健康医疗大数据中心汇聚。研究建立全省健康医疗数据资源目录体系，完善大数据采集、管理、共享等标准规范，畅通政府、部门、区域、行业间数据共享通道。"

贵州省人民政府办公厅印发《贵州省远程医疗服务管理办法》，特别强调数据安全和管理，指出：受诊患者依法享有远程医疗服务的知情同意权、隐私保护权（第三十五条）；规范远程医疗服务数据的管理和应用，确保数据安全和隐私保护（第三十六条）；远程医疗数据采集、存储、处理、应用、共享、开放及其相关管理服务活动，做到管控和追溯合一（第三十八条）。

福建省人民政府发布的《福建省人民政府关于推动新一代人工智能加快发展的实施意见》中着重提出要发展智能医疗，"利用大数据和人工智能分析技术建设医学图像自动处理与分析系统、智能辅助诊断系统、远程医疗系统等，积极应用柔性可穿戴、生物兼容的生理监测系统等，推进精准医疗、智能医疗、智慧医院等建设"。

福建省人民政府印发的《福建省"十三五"深化医药卫生体制改革规划》要求推进全民健康信息化建设，结合国家健康医疗大数据东南中心项目（该项目是福建省 2018 年重点项目）实施，加快推进人口健康信息、数字化医院、公共卫生、综合管理等信息化建设。到 2020 年全省居民健康档案数据库、电子病历数据库和全员人口数据库基本建成，区域人口健康信息平台进一步健全，实现与国家平台互联互通，跨省区市诊疗信息全面共享。初步建立起公共卫生、医疗服务、医疗保障、药品供应、综合管理等业务应用系统的业务协同和信息共享。普遍推广"互联网＋医疗"技术的应用，发展在线咨询、远程医疗等服务，推动分级诊疗和智慧健康管理。建设医院信息系统集成平台，三甲医院全部实现数字化管理。加强对医院业务和财务实时数据的动态监测分析，助力医院精细化运行和部门监管。

福州市制定了《福州市健康医疗大数据资源管理暂行办法》和《福州市健康医疗大数据开放开发实施细则》，明确健康医疗大数据按照开放类型分为普遍开放类、授权开放类和暂不开放类。属于普遍开放类的，公民、法人或者其他组织可以直接从健康医疗大数据统一开放平台获取；属于授权开放类的，内资控股法人企业、高校或者科研院所可以向数据运营单位提出申请，申请授权开放的数据使用单位暂限于中国东南大数据产业园范围内；属于暂不开放类的，确有使用需要的由数据运营单位向市数字办及市卫计委等相关行业主管部门提出申请。

在健康大数据应用方面，贵州省、福建省、江苏省、山东省、安徽省属于先行省，此外，全国各省区市都出台了相关政策，结合地方特色，进一步推动健康服务业的落地发展。

第二节　个人信息保护规制体系

个人信息中含有个人健康数据，个人信息保护的法律法规对健康大数据的发展也起到了一定的促进作用。我国是拥有 8 亿网民的互联网大国，在个人信息保护上，重视程度和保护原则都与国外一致。2019 年 12 月 20 日，全国人大常委会法制工作委员会举行第三次记者会。记者会上，发言人表示，2020 年，我国将制定个人信息保护法、数据安全法，加大对个人信息的保护力度。

一　关于个人信息保护的法律法规

伴随着信息化进程的推进，我国法律对个人信息保护与利用问题也做出了回应。2000 年 12 月 28 日通过的《全国人民代表大会常务委员会关于维护互联网安全的决定》是我国以法律规范互联网的开端，该决定将信息安全视为互联网安全的重要内容，采取刑事制裁手段维护信息主体权利，其中第四条规定"非法截获、篡改、删除他人电子邮件或者其他数据资料，侵犯公民通信自由和通信秘密"可构成犯罪。2012 年 12 月 28 日通过的《全国人民代表大会常务委员会关于加强网络信息保护的决定》，其中第一条明确规定"国家保护能够识别公民个人身份和涉及公民个人隐私的电子信息"，并遵从国际惯例规定了多项个人信息保护和利用的基本原则。

在部门法方面，2009 年《中华人民共和国刑法修正案（七）》中，增加了"非法获取公民个人信息罪"。在此基础上，自 2015 年 11 月 1 日起施行的《中华人民共和国刑法修正案（九）》进一步扩大了犯罪主体的范围和侵犯个人信息行为的范围，从而进一步加大了对公民个人信息的保护力度，为维护信息安全、保护公民个人信息不受非法侵犯提供了更为全面的法律支撑。自 2017 年 6 月 1 日起施行的《最高人民法院、最高人民检察院关于办理侵犯公民个人信息刑事案件适用法律若干问题的解释》是最高人民法院、最高人民检察院首次就打击侵犯公民个人信息犯罪出台司法解释，是个人信息法律保护的里程碑。《中华人民共和国宪法》第四十条明确了公民通信自由和通信秘密受法律保护，这是我国法律对公民信息隐私权保护的最根本依据。

在民法领域，2009 年 12 月 26 日颁布的《中华人民共和国侵权责任法》规定了对隐私权的保护及网络侵权责任。《中华人民共和国民法总则》第一百一十一条规定："自然人的个人信息受法律保护。任何组织和个人需要获取他人个人信息的，应当依法取得并确保信息安全，不得非法收集、使用、加工、传输他人个人信息，不得非法买卖、提供或者公开他人个人信息。"2013 年 10 月 25 日修订的《中华人民共和国消费者权益保护法》也对消费者个人信息保护给予重视。

在行政法领域，也相继出台了《全国人民代表大会常务委员会关于加强网络信息保护的决定》《电信和互联网用户个人信息保护规定》《电话用户真实身份信息登记规定》等法律、法规和规章。

2017 年 6 月 1 日起实施的《中华人民共和国网络安全法》在第四章"网络信息安全"中着重对网络运营者、依法负有网络安全监督管理职责的部门及其工作人员等特定主体对于个人信息的安全保障义务做出了规定，同时规定"任何个人和组织不得窃取或者以其他非法方式获取个人信息，不得非法出售或者非法向他人提供个人信息"。

二　个人信息保护的政策框架

2015 年《国务院关于积极推进"互联网＋"行动的指导意见》发布，提出加强网络信息保护和信息公开有关规定，加快推动制定网络安全、电子商务、个人信息保护、互联网信息服务管理等法律法规。《促进大数据发展行动纲要》《国家信息化发展战略纲要》等战略和行动计划，都不同程度地涉及保护公民个人隐私和推动个人信息保护立法的相关内容，这一系列战略框架基本确立了我国有关个人信息保护的核心价值立场，即发展与安全并重，保护与流转并举。

2015 年，国务院发布《促进大数据发展行动纲要》，该纲要的发布，推动了个人信息保护立法工作，界定了个人信息采集应用的范围和方式，明确了相关主体的权利、责任和义务，加强了对数据滥用、侵犯个人隐私等行为的管理和惩戒。

2016 年，中共中央办公厅、国务院办公厅发布了《国家信息化发展战略纲要》，该纲要明确指出，依法保护个人隐私、企业商业秘密，确保国家安全。同时，要"研究制定个人信息保护法、未成年人网络保护条例"，全面规范企业和个人信息采集、存储、使用行为。

2016 年，《"十三五"国家信息化规划》指出，"十三五"期间要加快信息化法律制度建设，推动出台个人信息保护法，研究制定未成年人网络保护条例。

2017 年，国务院发布的《新一代人工智能发展规划》指出，要"加强人工智能相关法律、伦理和社会问题研究"，开展隐私和产权保护；"建立人工智能安全监管和评估体系"，"促进人工智能行业和企业自律，切实加强管理，加大对数据滥用、侵犯个人隐私、违背道德伦理等行为的惩戒力度"。

三 个人信息保护的标准体系

我国还颁布了一系列标准，为个人信息保护提供了标准化支撑和保障。

依据《中华人民共和国计算机信息系统安全保护条例》、《国家信息化领导小组关于加强信息安全保障工作的意见》、《关于信息安全等级保护工作的实施意见》和《信息安全等级保护管理办法》，国家质量监督检验检疫总局、中国国家标准化管理委员会 2008 年制定了《信息安全技术 信息系统安全等级保护基本要求》。该标准提出和规定了不同安全保护等级信息系统的安全保护要求，有利于信息系统对存储其中个人信息的标准化保护。

2012 年中国国家标准化管理委员会颁布了《信息安全技术 公共及商用服务信息系统个人信息保护指南》，这是我国第一个个人信息保护国家标准，其中将个人信息分为一般信息和敏感信息。2013 年工业和信息化部颁布了《电信和互联网用户个人信息保护规定》，规定了电信业务经营者和互联网服务提供者应遵守的个人信息收集和使用规范、安全保障措施及相应的法律责任。

2013 年 1 月 21 日，国务院发布《征信业管理条例》，对征信业务的个人信息采集进行了详细规定。

2015 年，公安部颁布了《信息安全技术互联网交互式服务安全保护要求》，该标准适用于包括微博、即时通信、第三方支付等在内的互联网交互服务提供者。

2016年、2017年中国国家质量监督检验检疫总局和中国国家标准化管理委员会相继推出了《信息安全技术　信息技术产品供应方行为安全准则》和《信息安全技术　个人信息安全规范》。这两个标准是《中华人民共和国网络安全法》的配套标准，对个人信息的收集、保存、使用、委托处理、共享、转让、公开披露和安全事件处置等进行了详细的规定。

目前，作为推荐性国家标准的《信息安全技术　个人信息安全规范》（GB/T 35273—2020）提出，间接获取个人信息时，应要求提供方说明个人信息来源，并对其个人信息来源的合法性进行确认；了解提供方已获得的个人信息处理的授权同意范围，包括使用目的，个人信息主体是否授权同意转让、共享、公开披露等。如间接获得者开展业务需进行的个人信息处理活动超出该授权同意范围，应在获取个人信息后的合理期限内或处理个人信息前，征得个人信息主体的明示同意。前述规则虽可作为合规参考，然而在实操中，医疗人工智能所需处理的个人信息数量十分庞大，人工智能开发者逐个实质审查数据来源的操作难度极大。

《中华人民共和国网络安全法》第四十一条规定："网络运营者收集、使用个人信息，应当遵循合法、正当、必要的原则，公开收集、使用规则，明示收集、使用信息的目的、方式和范围，并经被收集者同意。网络运营者不得收集与其提供的服务无关的个人信息……"《信息安全技术　个人信息安全规范》进一步对个人信息安全基本原则进行了细化，并提出了推荐性标准。

但是，总的来说，我国法律对个人信息的保护在发展阶段上存在一定的滞后性，保护体系的建构时间不长，保护模式比较分散。

第三节　健康数据规制现状

目前，我国尚无针对健康数据的专门法。针对医疗数据和基因数据有一些专门的规范性文件。

一　医疗数据

2016年6月24日，国务院办公厅发布的《关于促进和规范健康医疗大数据应用发展的指导意见》首次提到"健康医疗大数据"一词。2018 年 4 月 28 日，国务院办公厅进一步发布《关于促进"互联网 + 医疗健康"发展的意见》。2018 年 7 月 12 日，国家卫健委颁布施行《国家健康医疗大数据标准、安全和服务管理办法（试行）》。这些政策文件是迄今为止级别最高的规范性文件。

（一）电子病历相关法律法规

现行法中，与个人健康数据相关的成文法，主要是涉及电子病历信息的法律法规，包括《中华人民共和国电子签名法》《电子病历应用管理规范（试行）》《人口健康信息管理办法》《中华人民共和国网络安全法》以及各地的电子病历信息保护条例或健康数据保护条例。这些法律并未明确电子病历信息的所有权归属。《电子病历应用管理规范（试行）》，侧重保护患者的隐私权，以及医生和医院的使用权。例如，第十六条至第二十条规定了医疗机构及其医务人员对电子病历信息享有管理权、查阅权、共享权、复制权、修改权、科研研究权等权利，并对上述权利行使的范围、时限、流程和相关要求做了明确规定。《电子病历应用管理规范（试行）》很明显地体现了推动病历信息的流动、使用和共享的倾向性。

（二）健康数据安全隐私相关法律法规

目前有关数据安全性和机密性的相关法律如下。

《医疗机构病历管理规定》第六条规定，医疗机构及其医务人员应当严格保护患者的隐私，禁止以非医学、教学、研究的目的泄露患者的病历资料。

《电子病历应用管理规范（试行）》第八条规定，电子病历使用的术语、编码、模板和数据应当符合相关行业标准和规范的要求，在保障信息安全的前提下，促进电子病历信息有效共享。

《人口健康信息管理办法（试行）》第六条规定，责任单位收集、利用、管理人口健康信息，应当按照法律法规的规定，遵循医学伦理原则，保证信息安全，保护个人隐私。

其他与健康大数据法律相关的，有个人信息保护的相关立法，有电子病历的相关规范性文件，以及已经出现的关于大数据纠纷的判例。这些法律、规范性文件和司法解释在一定程度上保障了现阶段健康大数据的发展，但是已经严重滞后于产业发展的需要。

首先，相关政策在一定程度上保障了现阶段健康大数据的发展，但是，这些政策文件相较于成文法效力有限，对于利益相关者约束有限；其次，由于政策制定主体不同，规制目的也有差异，在对健康大数据发展方面无法形成有机统一系统；最后，现有的政策缺乏相应的救济措施。在大数据的司法实践中，大数据在"数量"和"作用方式"上改变了传统电子数据的存在样态。这也导致多数的大数据纠纷，最先凸显为一种数据资源的竞争，公民个人的权利救济机制基本隐匿不见，企业之间的利益竞争乃至依托公权力的救济机制成为主流。

二　基因数据

1998 年 6 月 10 日，国务院办公厅转发施行《人类遗传资源管理暂行办法》。随着基因技术的迅速进步，我国也完善了相关规制。2019 年 6 月 10 日，国务院发布了《中华人民共和国人类遗传资源管理条例》。该条例第七条规定，"外国组织、个人及其设立或者实际控制的机构不得在我国境内采集、保藏我国人类遗传资源，不得向境外提供我国人类遗传资源"；第二十一条规定，"外国组织及外国组织、个人设立或者实际控制的机构（以下称外方单位）需要利用我国人类遗传资源开展科学研究活动的，应当遵守我国法律、行政法规和国家有关规定，并采取与我国科研机构、高等学校、医疗机构、企业（以下称中方单位）合作的方式进行"。这个全新的条例，将我国人类遗传资源的管理提升到了一个前所未有的高度，被很多人称为"打响了中国人的基因保卫战"。

第四节　健康大数据隐私规制的难点

大数据广泛影响了健康领域各个行业，正在孕育全新的生产方式，重塑了全新的产业链条。然而，它的发展仍然处于起步阶段。在健康大数据发展的过程中，还面临着隐私保护这一挑战。化解这一挑战，是健康大数据及其产业发展、成熟的必要条件。

一 数据权属难以界定

健康大数据并不是个人健康数据的简单集合,而是大规模、结构复杂或更新速度快的健康数据集合,也指应用大数据技术对于健康数据集合进行分析挖掘的一种计算模式;既包括了初始信息的价值,也包含了经过信息分析技术加工后的附加价值。这使健康大数据的法律属性既有较强的人格权属性,也有财产权属性。是强调人格权,还是强调财产权,或者将健康大数据定位为一种人格权与财产权属性皆有的混合体,将决定国家立法的基本趋向。

如果强调健康大数据中包含的初始信息的价值,强调它的人格权属性,那么在权益分配上,将侧重提供健康数据的公民,对公民给予人格权保护以及财产权保护。如果强调经过信息分析技术加工后的附加价值,那么权益分配将侧重大数据的实际控制者,包括医院、信息平台、数据公司等。健康大数据的法律属性最终决定权益分配的不同,也是目前法律保护的最大难题。

目前,我国的实践中也没有很好地解释和界定个人健康数据的权属问题。Gillesple 认为,医院和患者均参与健康医疗数据的形成,因此数据是共有的。[270]Johnson 等认为,数据的所有权在患者个人、控制权在医院、管理权在政府。[271]很多国家的做法是将患者医疗记录视为医生和医院拥有的物理财产,并允许患者和保险公司访问记录。[204]但是,法律并未授予医疗服务提供者对医疗记录的独占所有权,这些权利可以随时转移。[205]

目前,健康大数据潜在的商业利益驱动关键利益相关者试图解决权属问题,法律风险无处不在。因此,医院对这些数据的处理和共享非常谨慎和保守,阻碍了其授权使用。

二 数据领域的标准零散滞后

标准化工作是基础性工作,也是大数据交换与共享的基本前提。医疗数据采集的标准不统一是阻碍健康大数据发展的主要因素之一[189],包括中国在内的很多国家都面临此困境。

在中国,有三类主要的医疗数据采集单位,它们分别是医院、医保单位和卫生管理部门。公立医院作为健康大数据采集的首要机构，彼此独立运作，经常从不同的供应商处购买电子病历系统。而电子病历系统提供商彼此都设定了自己的信息标准。这导致在一个地区使用多个系统，不仅浪费了资金，也影响了数据交换、分享与整合。另外，很多大型的医院制定了自己的疾病代码、账单代码、药物、中药和辅助设备数据库。有少数省（自治区、直辖市）制定了自己的省级标准。在国家层面上，在某些领域，中国制定了自己的国家标准，并从国际规范和实践中吸取了经验，如 ICD - 10、SNOMED - CT 等。总的来说，各省区市或各部委之间的标准制定和实施水平参差不齐。多种版本的医疗保健分类和编码标准会妨碍有效的数据集成。目前，医院之间电子病历系统信息孤岛式的发展，不仅导致患者就诊不便、医疗资源和财政资金浪费，而且阻碍了健康大数据的系统开发和建设。[189]

医保部门是健康大数据采集的关键机构。《社会保险药品分类与代码》（LD/T 90—2012）于 2012 年发布，《社会保险医疗服务项目分类与代码》（LD/T 01—2017）于 2017 年发布。在这些标准的帮助下，可以进行国家医疗保险数据的交换和共享。它们还将在跨省患者的医保管理中发挥重要的支持作用，如异地结算、医疗服务监测和支付标准等。

卫生管理部门是健康大数据采集的另一个关键机构。国家卫计委于 2017 年 2 月发布了《电子病历应用管理规定（试行）》，2018 年 4 月发布了《医院信息化建设标准和规定（试行）》。但是，建立区域人口健康信息平台的信息标准还有很长的路要走，包括信息平台的整体设计、电子病历的数据标准、图片存档和通信系统的标准等，都缺乏统一的标准。

除了这三类主要的数据采集单位之外，还有大量的数据公司通过可携带设备直接采集用户健康数据，同样存在标准不一的问题。

首先，对于健康大数据的标准体系来说，采集方面标准的零散只是其中的一个现象，包括业务数据标准、交换标准、功能规范标准、安全标准等都处于一个比较缺失的阶段；其次，标准制定比较滞后，各类健康大数据应用系统的研发和推广与各类标准与规范的制定、发布不匹配，标准规范制定落后，对企业的产品开发、医院的应用实施约束力不强；最后，标准执行监管不力，各类标准与规范的制定中普遍缺乏对应用、建设、监管等方面职责的定位，缺乏有效的监管手段和机制，标准化水平缺乏有效的评估机制。

三　行业数据壁垒普遍存在

健康大数据发展中还存在医院发展不平衡等现象。医疗卫生机构是采集和存储健康大数据的主力,相较于移动医疗应用所产生的数据,源自医疗卫生机构的数据具有更高的准确度和商业开发价值。[272]但在目前的卫生管理体制下,医疗卫生机构并没有动力共享数据,甚至有部分医院抵制健康大数据的共享。首先,医院可能需要增加投入增加人员以开发新的信息系统、提供访问接口、调整数据格式和对数据分类;其次,医院之间有效的数据共享避免了多次重复测试的需要,相应地减少了医院的收入;最后,任何医院都存在误诊,一旦数据被共享或开放,将不可避免地发现一些误诊病例,我国的医患矛盾尖锐,暴力伤医事件时有发生,数据共享可能会产生社会风险,以及索赔和争议。更进一步地说,健康大数据的发展要求医院管理层相应的变革,需要医院调整业务方式。而在医院信息化的规划、资源配置和功能等方面,委属(管)医院与三级医院、三级医院与二级医院等之间整体差距大。

四　行政监管机制不健全

虽然目前出台了一系列政策,有了一定的制约,但健康大数据领域还存在行政监管不力的情况。

一是缺乏统一的专门监管机构。目前相关的监管工作由多个不同的部门分别进行,因缺乏统一协调而导致监管混乱,急需一个权责明晰的专门的监管机构统一负责监管。

二是缺乏严格有效的监管措施。数据从业者和相关数据使用者经常会利用个人信息进行诸如个人消费行为分析、预测,进而有针对性地进行广告派送和信息推送,由于缺乏严格而有效的监管措施,用户个人面对大量的垃圾广告和无用信息时常常束手无策,不堪其扰。

三是行政处罚力度弱。相关行政法规和规章对于侵犯个人信息的行为虽设定了处罚措施,但相较于侵犯个人信息的违法获利,处罚力度明显偏弱,导致相关主体违法成本过低,起不到遏制侵权行为的目的。

四是缺乏数据审计机制。第一,数据相关内容极其不全面,不少地区信息数据质量管理、安全管理、隐私安全管理、电子病历和健康档案数据管理等方面的制度尚未建立或不完善;第二,跨行业、跨机构业务协作机制不完善;第三,缺少有效的数据质量管理机制,缺乏数据质量核查机制和数据上传审核机制等。

五　健康大数据领域的隐私保护意识亟待提升

医疗隐私泄露可能造成歧视、诈骗、骚扰、人身伤害等,严重影响社会稳定和人身安全。若要更好地应用健康医疗大数据,必须平衡数据使用和隐私保护之间的关系。除了在法律、标准、制度机制方面做好相关保障,提升公众的隐私意识也是十分重要的。

普通公众和医疗机构是健康医疗大数据的初始拥有者和最终使用者,但目前在数据保护中起到的作用较弱,这与其对数据价值缺少认知有关,对自身数据被滥采滥用缺少警觉。一些人看到有优惠或者返现就欣然参与基因检测,全然没有基因保护的概念。在我国,关于"人肉搜索"这种明显侵犯个人信息的行为,仍然有不少人认为它在治理贪污腐败、弘扬民族正义方面发挥了重大的作用,符合传统文化中的弘扬正义的原则。[273] 欧盟《一般数据处理法案》中提及的"被遗忘权"是针对个人对其在网络上流传的信息有权利要求相关企业删除的权利,然而,也有人提出,"被遗忘权"与我国传统文化中"前事不忘,后事之师"的思想相悖。[274]

作为健康数据的主要采集者,医院的安全意识也比较薄弱。一些医院为了极低的"科研合作经费"而将宝贵的一手诊疗数据拱手让给外部公司;医院通常将网站建设等业务外包,往往忽视了对后台运营的监督;医院与外部研究机构合作研发项目时,不对项目中的数据提出格外的安全要求,导致合作方将数据导出,带离本地存储设备;有的数据公司通过正规渠道获得数据接口,但调用数据时可能形成"缓存库",这些都可能造成数据脱离监控状态。

六　其他问题

健康大数据发展中存在区域发展不平衡等现象。如区域人口健康信息平台是我国健康大数据建设的基础设施之一,由于卫生信息化缺乏顶层设计，各省区市建设和运维资金没有纳入决策中，它们的发展仍然主要依靠当地公共财政支持。中国不同地区财政收入差异很大，基本上财政收入决定了区域人口健康信息平台的发展速度。财力雄厚的江苏省已基本完成省—市—县级的平台建设，走在全国前列。为更好地推进市、县级平台建设，江苏省卫计委制定了区域健康信息平台功能规范与区域健康信息平台分级评价标准。江苏省卫生统计信息中心每年组织专家团队开展评价，以敦促市、县级平台建设。对于财政紧张的省区市，省级平台建设都面临巨大挑战，更不用说资助市级和县级平台建设。

此外，健康大数据发展中还存在人才匮乏队伍零散、技术应用缺乏检验等问题，这些问题都需要卫生医疗机构从顶层上进行设计，配置相应的治理机制和配套制度。

随着健康大数据产业时代的来临，卫生医疗保健机构要面对的不仅是资金问题、管理问题，还要面对整体发展规划，解决健康大数据发展的决策模式、职责范围、资金投入和评估评价等系统性问题。相关部门或组织的管理者往往单纯从医疗卫生改革和工作需要的角度理解和决策卫生信息化发展的主要问题和事项，缺乏涵盖规划、建设、应用、维护、评价及人才队伍等在内的卫生信息化体系，以支撑长期有序和可持续发展，导致卫生信息化难以很好地融入整体卫生发展战略。

目前，健康大数据法律属性问题还存在争议，专门性立法也需要一定的时间。为了发展健康大数据产业，亟须建立健全各项制度机制。

第十六章 规制体系的构建

为加快健康大数据发展，隐私规制体系的建设刻不容缓。根据我国的实际情况，本章构建了健康大数据隐私规制框架，即"法律规制＋行政监管＋行业自律＋用户参与"，并对这四大功能模块的关键措施进行了研究。

第一节 规制体系设计原则

前文分析了规制现状及难点，面对如此复杂的系统工程，需要明确规制体系设计原则，在此基础上构建健康大数据隐私规制体系。

一 多元主体协同治理

大数据分析的准确性在很大程度上取决于数据量，对大量个人健康数据进行加工和分析，有利于提升大数据的应用效果；然而，海量数据的采集、处理、应用有复杂的工作环节，涉及大量工作主体，存在一般数据采集、处理和应用难以想象的风险。从这个意义上讲，基于大数据技术提供的优质服务与个人隐私泄露的风险存在着一定的相关性。健康大数据产业中，各个利益相关主体均需面临服务优质化和个人信息披露的两难选择。在众多利益相关者中，核心的利益相关者包括监管者、健康服务提供商和个人。

（一）监管者

监管者主要是政府，从政府的角度来看，现阶段是健康大数据产业蓬勃兴起的阶段，过多的政府介入及其带来的强力监管有可能形成大数据的产业发展和技术革新的阻碍；然而，如果对此放任自由，数据收集和处理者可能会只追求数据红利而忽视隐私保护，使用户隐私存在较大风险，进而危及种群基因与产业安全。

监管者拥有公权力作为后盾，是至关重要的利益相关者。在规制体系中，监管者应发挥法律规制和行政监管的作用，建设完善各项制度，着力落实各项制度，确保健康大数据使用规范、安全。

（二）健康服务提供商

从健康服务提供商的角度来看，提供优质服务的先决条件是，用户提供个人数据，可以说用户提供的数据越充分全面，所能够享受的服务就可能更具有针对性，体验更佳。健康服务提供商一方面想提供这样的服务，另一方面不得不为用户个人数据承担可能的泄露风险。这些风险可能影响企业声誉及市值，甚至面临经济赔偿或者罚款。

在整个产业生态系统中，数据一旦被提供，主体便失去了控制权，因此健康服务提供商占据了强势地位，然而，为了协调同行利益关系，维护行业间的公平竞争和正当利益，促进行业发展，健康服务提供商也会通过行业协会组织进行行业自律，以便规范行业行为。健康大数据的行业自律应该支持建立行业组织，鼓励研发隐私保护技术、匿名化技术和产品溯源技术，协商制定和推广应用标准体系，确保个人数据安全。

（三）个人

从个人来看，用户一方面受益于健康服务供给方提供的高效、优质服务，另一方面却不得不向其提供一些敏感的个人信息。尽管健康数据关系到个人切身利益，由于缺乏相关意识、知识或者信息，以及维权成本高，很多人都选择了鸵鸟策略，听之任之。这样不仅是对自身不负责任，也带来了很大的负外部性。健康数据的隐私规制必须强调用户参与。

总的来说，健康大数据产业发展中个人隐私保护涉及个人、企业、政府等多个利益主体，在数据采集、处理、应用的不同阶段，各个利益主体的诉求各不相同，为了切实保护个人隐私，同时促进产业发展，平衡不同利益主体的诉求，有必要探索一条利益相关方都可以参与协商和监督的途径，构建多远主体共同治理的机制。

二　注重规制的系统性

从大数据的生命周期而言，大数据隐私保护是一个从规划、收集、存储、利用到销毁的全生命周期隐私保护体系。相应地，健康大数据的隐私规制也是一个全面的体系建设。体系泛指一定范围内或同类的事物按照一定的秩序和内部联系组合而成的整体，是由不同子系统组成的系统。因此，规制体系建设也要符合系统论的要求。

（一）规制体系的整体性

系统论是一种普遍的方法论。其中，以整体观为核心是系统思维最重要的方法。系统是由相互作用相互依赖的若干组成部分结合而成的，具有特定功能的有机整体，而且这个有机整体又是它从属的更大系统的组成部分。整体观要求在分析和处理问题的过程中，始终从整体和全局来考虑。健康大数据隐私规制的根本目的在于平衡隐私保护和数据开放以促进创新。在这个整体目标之下，还存在着健康服务提供商的盈利目的、技术进步的需求；监管者市场发展、经济发展的要求；以及个人福祉的追求等目标。大部分时候，这些目标与整体目标是一致的，然而，也有一部分目标相对于整体目标而言是超前的、有分歧的，甚至是背离的。因此，应该宏观地分析这一系列的目标，以整体的利益为第一位的，实现激励相容。

（二）规制体系内部复杂关系

健康大数据是一个新鲜事物，尚在蓬勃发展的阶段，这就决定了人们对它的认识也在初级阶段，规制建设本身也在摸索。另外，健康大数据的外部环境也在发展变化中。大数据作为技术引擎，推动互联网、云计算、人工智能等持续进步，不断突破；而作为健康大数据的主要应用场景医疗服务业而言，近年来正在经历各种变革；作为健康大数据的最初提供者以及最终受益者的个人而言，对大数据、对健康的认识一日千里地变化着。总的来说，大数据隐私规制体系的内部要素及外部环境都无法确定的条件下，为了维系系统的稳定，发挥作用，规制体系的结构和功能设计起到了很关键的作用。

健康大数据隐私规制应该包括法律法规、行业标准、行业自律、外部监管等多个部分。其中，法律法规是规制体系的磐石，行业标准特别是技术方面的标准是规制体系的基础，外部监管、行业自律是规制体系最终能够发挥作用的抓手。此外，还有对个人的教育，对社会隐私保护环境的营造，是隐私规制体系得以长期发展，不断完善的动力。

三 着眼数据处理全流程

大数据处理包括规划、收集、存储、利用和销毁阶段。在处理流程中，会有多个健康数据收集者和健康数据处理者，个人数据及其形成的大数据在多个利益相关者之间流动，个人数据的合理利用、安全防护、隐私保护等法律利益在各个阶段有不同的体现。着眼处理全流程，协调不同阶段各个利益相关者建构规制体系才能确保大数据处理的安全、效率。安全、效率的大数据处理制度本身也能够保障个人数据的隐私。

规划阶段，要做好数据收集前的隐私评估。以往收集者都会尽量多地收集数据，不考虑是否有必要。应推动收集者进行收集前的隐私评估，最小限度地收集数据，既能降低成本，又能减少泄露风险。

收集阶段，要注意充分尊重个人的知情同意权，详细告知个人有哪些健康数据将被系统收集，同时充分尊重个人的同意权，个人有权自主选择健康信息是否允许被收集。

利用阶段，要明确利用范围，原则上个人健康数据只能用于收集的初始目的，不得另作他用，用途的变更需要再次授权；监管者可以对利用情况进行访问监控；在数据挖掘和数据发布时，注重安防技术；建立健康大数据跨境传输的审查机制。

存储阶段，应完善安全防护体系，以免系统被侵入或者内部倒卖；重要数据应本地化存储，如基因数据；建立泄露通知制度，一旦发生泄露事件及时告知数据主体，并采取救济措施。

销毁阶段，应明确个人数据保管期限。超过保管期限的个人数据不管是否利用过，都应销毁。

四 推动数据保护分类施策

个人健康数据类型多样，按照不同维度有多种分类方法。结合不同数据类型进行相应的规制，才能更好地实现保护和利用的目的。

按照隐私风险的维度，可以将数据分为高风险数据、中风险数据和低风险数据。匿名化的数据发布之后，攻击者仍有可能根据其他背景知识实现去匿名化，从而泄露数据主体隐私。隐私风险是指可能披露隐私的概率。关于隐私数据的背景知识越多，披露风险越大。

　　按照数据存在时间的维度，可以将数据分为实时数据、短期数据、长期数据。互联网时代，每日产生的数据量以 PB 计算，大部分数据往往没有得到任何分析利用就已经沉淀。健康大数据也是如此。目前，大部分电子病历系统、区域信息化平台的数据都是历史数据，其中关于健康的数据往往不能反映个人的现状，属于短期数据甚至长期数据；小部分数据是实时数据。信息符合价值递减规律，随时间流逝价值衰减，对于存量数据，如历史文献，年代久远的病历、处方、检查报告等，可实行相对宽松的管理策略。而新产生的实时数据一旦泄露，对个人隐私、商业秘密的危害更大，同时，随着医学检测技术的发展，新数据的维度更多、精准度更高，应用价值更大。因此，要加强对新产生的数据的实时监管。

　　按照数据主体的年龄可以将数据分为未成年人数据、成年人数据。针对未成年人的数据采集知情和同意，往往是由其监护人决定的，未成年人成年之后可能会对当时的知情和同意产生异议。另外，国内外规制都更重视未成年人数据的保护。因此，未成年人数据应当享有更加慎重的保护。

　　在这个基础上要清晰划分不同类型数据的合理边界，可以采取列举式和兜底条款的划分方式，明确现在和未来可能出现的数据信息种类。以分类保护的思维，明确数据主体收集、分析及应用数据过程的行为边界，赋予数据处理者采集数据的权利，同时，也要形成制约机制，分类保护数据。

第二节　法律规制

　　根据国际经验及我国的实际情况，健康大数据的发展应该完善以下方面的法律规制。

一　保障用户的知情同意权

　　《中华人民共和国网络安全法》规定，收集使用信息应经用户知情同意。事实上，人们为了获得健康服务，尤其在医院求诊之时，几乎不会花时间去"知情"，而且除了"同意"，别无选择，否则就不能接受医疗服务。欧盟《通用数据保护条例》规定了个人数据处理的透明性、最少数据收集原则，并赋予数据主体随时撤销同意权、被遗忘权、可携带权等权利。我国的法律在这些方面仅有原则性的表述，并无实质性的细则和说明，应借鉴和参照欧盟的经验规范健康数据的获取。

（一）知情同意模式

目前，欧美从理论和实践方面对知情同意权的模式及其实施的条件和告知内容、框架等方面进行了大量研究。根据健康数据的特点，可以根据数据的实际情况提供五种模式。[108]

选择后退出（Opt-out），即企业拥有数据处理决定权，能直接使用个人健康数据，无须获得数据主体的授权。然而，在此过程中数据主体可以对此提出拒绝，拒绝后其数据将退出数据处理。数据主体可以随时选择退出。

免知情同意（Blanket Consent），即默认数据主体已经授权，控制者能进行各种数据处理活动。数据主体不得随意退出或者阻挠数据处理活动。

广泛知情同意（Broad Consent），又被称为泛知情同意或一次性广泛知情同意，[275]即数据主体给予一次广泛的授权之后，控制者便能进行各种数据处理活动。数据主体不得随意退出或者阻挠数据处理活动。

动态知情同意（Dynamic Consent），即数据主体掌握控制权，能随时调整授权方式。授权调整的实现途径主要通过网络平台，及时告知数据主体健康数据的使用情况。

元知情同意（Meta Consent）①，这是一种新型知情同意模式，该模式不就具体事项获得授权，而是确认哪些情况下需要向个人获得授权。

（二）医疗数据的知情同意权

目前，在医院办理就诊卡时，对于医院的隐私声明必须勾选同意才能完成办理。患者对于自身的健康数据没有选择权，只能任由医院及卫生管理机构处理。这损害了患者的知情权和控制权，而且存在较大的隐

---

① 这是一种新型知情同意模式，不就具体事项获得授权，而是确认哪些情况下需要向个人获得授权，具体请参考 Ploug T, Holm S. Meta consent-a flexible solution to the problem of secondary use of health data [J]. Bioethics, 2016, 30: 721 - 732.

私隐患。我国发生过利用患者信息实施诈骗的案件。例如，湖南浏阳一产妇刚出院就接到自称是财政部门工作人员的电话，以发放政府财政生育补贴为由被骗近万元。[①] 另外，丧葬费补贴诈骗、谎称医生诈骗等案件多发。根据医疗数据使用的情况，应采取不同的知情同意模式。

1. 医院内共享

医院内共享可以采用选择后退出模式，除非患者明确拒绝，不同科室之间能自由共享。数据是否与其他科室共享患者拥有否决权。

2. 医院之间共享

目前我国医院之间的数据共享主要通过区域人口健康信息平台。除了保障患者的知情权，还应该赋予患者选择的权利，包括医疗数据是否提交给区域人口健康信息平台，是否与其他医院进行交换。有些国家或地区，患者就享有这种选择权。例如，在英国英格兰，患者可以选择是否将数据提交给 NHS，如果不提交则仅保存在就诊的医院。

3. 公共部门数据利用

公共卫生政策的制定、医疗保障数据审核和分析都需要使用个人健康数据。这些类型的数据使用知情同意模式可以采用免知情同意或者广泛知情同意模式。

4. 商业部门数据利用

越来越多的商业部门也会用到医疗数据，如商业健康保险公司理赔时，可能需要核实医疗支出情况；特殊岗位招聘时，也会考虑应聘者健康状况。这些场景下的数据利用可以采用动态知情同意模式或者元知情同意模式。

（三）非医疗的健康数据的知情同意权

随着可穿戴设备的日益普及及健康类 App 的大量上线，各类健康数据随时随地都在被非医疗机构收集。这类数据游走于灰色地带，高度敏感却又不适用医疗数据的保护规范，应该完善相关的法律法规。

1. 公司内部使用

公司内部使用应采用广泛知情同意模式保障用户的权益。通过非医

---

① 医院泄露个人信息，产妇出院 3 小时被骗近万元［EB/OL］. http://news. sohu. com/ 20160325/n442036974. shtml，2016 - 03 - 25.

疗机构平台收集数据，总体上须遵循合法、正当、必要的原则，通过隐私条款或其他方式明示收集、使用信息的目的、方式和范围[276]，且经被收集者同意。

在此基础上，应该给予用户选择权。目前这些 App 提供的隐私政策大多不容拒绝，一旦拒绝则不能享受其服务。应该有多种选择方式，如数据留存在本地，数据仅上传给健康服务提供商。不同的选择方式给予不同的激励措施，如提供数据的用户给予经济报酬，不愿意提供数据的用户则收费使用 App。

2. 数据给第三方商业组织使用

很多企业会将数据资产变现，直接销售数据，或者与其他公司交换数据。匿名化处理后的数据产品的商业利用应该受到保护，含有敏感信息的健康数据使用则应该获得主体的知情同意。可以根据数据的敏感程度采用不同的授权模式，敏感性稍低的可以采用动态知情同意模式，敏感性高的则可以采用元知情同意模式。

二　明确数据相关方权利义务关系

个人信息保护中，个人信息权属是一个核心问题。在个人数据保护的讨论中，也有类似的声音，认为厘清个人数据权属，明确数据所有权归谁所有，是一切保护的起点。

然而，"保护"并不必然意味着"赋权"。并且，从现有的法律保护体系来看，直接落入法律保护权利范围内的数据类型极为有限。[277] "法律的主要作用之一就是调整及调和种种相互冲突的利益，无论是个人的利益还是社会的利益。"① 个人数据之所以存在价值，存在需要被调整和调和的利益，是在于个人数据的应用。

进一步地说，大数据与个人数据存在本质的区别。"大数据"并不是个人数据的简单集合，而是大规模、结构复杂或更新速度快的数据集合，也指应用大数据技术对于数据集合进行分析挖掘的一种计算模式。

所以，个人是个人数据天生的权利主体。个人可以拒绝个人数据收

---

① 博登海默 E. 法理学：法律哲学与法律方法［M］. 邓正来译. 北京：中国政法大学出版社，1999：398.

集者对其数据进行采集，也可以对被采集的个人数据的应用提出保护隐私的要求。但是，对于应用了大数据技术进行了匿名化处理的数据集合而言，个人并不享有权利。另外，个人数据处理者对所处理的大数据享有权利的同时，也必须履行义务。这些义务包括但不限于确保个人数据不被识别。

日本的经验极具借鉴价值。2015 年，日本通过新修订的《个人信息保护法》，对个人数据的保护并不是通过为个人数据增设"所有权"等法定权利赋予个人对数据的拥有权或控制权，而是新设"匿名加工信息"制度，从保护个人信息的层面，兼顾保护与开发利用、投资激励之间的平衡关系，将那些经过匿名化加工、已无法识别具体个人属性的信息规定为"匿名加工信息"，以区别于能够识别个人属性的个人信息。比如，经过充分匿名加工处理后的人流信息、商品消费信息等。这些匿名加工信息虽然产生于个人，但是并不归属于个人，具有一定的公共属性，经营者不需要经过本人同意，可以与第三人进行交易或共享。

"匿名加工信息"制度的设立有利于兼顾个人信息和个人数据的保护与应用，允许企业向第三方出售充分匿名化的数据，但要求匿名后的数据不能够与其他信息进行比对、参照，以实现身份识别的功能，且不能复原。因此，《个人信息保护法》对持有相关信息和数据的经营者规定了更为严格的要求，以保障该制度的严格落实。具体来说，包括以下四类法定义务。

第一，妥善加工义务，包括删除（或置换）能够识别特定个人的记载、符号、关联信息及其他信息的符号、较为特殊易于识别出个体的记载等。

第二，安全管理义务，包括防止匿名加工信息加工方法等相关信息的泄露、公开对匿名加工信息相关问题的处理及应对措施等。

第三，公示义务。经营者在制作匿名加工信息以及将匿名加工信息提供给第三方时，需对该匿名加工信息中包含的个人信息项目、向第三方提供的方式方法等，通过主页等及时予以公示告知。

第四，禁止识别行为。严格禁止对自己制作的匿名加工信息，或通过得知的匿名加工方法对所获得的匿名加工信息，实施识别特定个人的行为。

　　数据的价值在于应用，在保障安全的前提下，大力推进个人数据的流动、开放、应用，符合我国的大数据战略，有利于推动我国数字经济的发展。

三　强化数据处理过程的法律规范

　　对于外部人来说，数据处理过程就是一个黑箱，具有较高的技术性和专业性，很难进行规制。但是，有些环节是可以也有必要进行规制的。

（一）本地存储

　　国家卫计委颁布的《人口健康信息管理办法（试行）》中明确禁止将人口健康信息存储在境外服务器上，但仅局限于其定义的"人口健康信息"，不适用于非医疗器械的可穿戴设备采集到的个人健康信息。这些数据也同样具有重要的战略价值，应对其进行细分。对于其中重要的健康数据，应要求其存储本地化。

（二）境外传输

　　加强健康数据境外传输的监管，从宏观上而言，对于我国人种基因安全至关重要；从中观上而言，对于增强产业竞争力也十分关键。目前中国在法律层面对基因数据境外输出有所规制，但对其他健康数据没有明确的规定。而且，目前出现了海外体检、线上体检等形式，人们可以通过网络方式传输数据，传统的管控措施难以有效监管，健康医疗大数据跨境流动的问题变得越来越复杂。

　　《中华人民共和国网络安全法》中提出了"关键信息基础设施"这一概念，并要求限制关键信息基础设施的运营者将在中国境内存储的"公民个人信息"和"重要业务数据"传输至境外。在管控健康数据境外传输上，可以利用这一条款，将健康数据相关采集、存储、处理和应用平台纳入关键信息基础设施的范围。这就能确保个人健康数据需经相应的安全评估才能向境外输出。[3]

（三）建立问责机制

　　目前，国内的公司一旦发生数据泄露事件，往往没有具体的负责人承担相关责任。事实上，数据处理专业性很强，往往是团队作业，一旦该环节出现问题，责任追究落实难度较大。这就需要有专业技能的人才能了解其具体情况，并承担全部责任。GDPR 规定，当超过 9 名员工参与数据处理过程时，公司就有义务聘任 1 名数据保护专员。数据保护专员不仅需要可信赖，还需要拥有符合要求的专业知识，拥有专门的从业资质。我国可以借鉴该制度，要求企业指定数据处理责任人，承担数据保护的工作职责。与之相应的是，加强这方面的人才培训和职业资格管理，培养人才队伍。

（四）建立溯源机制

针对数据资产可复制性带来的监管难，要从数据来源方面加强对数据流转的监管。不仅数据产品的生产者要在产品说明中标明所利用健康医疗大数据的来源、获取方式、获取日期，产品的销售者、购买者、使用者都有义务提供相应说明。产品生产者还应保留产品生成过程中各环节的日志，形成可溯源的数据监控链。政府的大数据管理机构应被赋予检查权限，有权对数据产品产业链上任一环节的参与方进行抽检，查验其数据来源的合法性，建立违规企业、机构和个人的黑名单，对于列入黑名单者实行行业禁入制度。

四　制定匿名化法律法规

目前，由于法律、道德和伦理风险，我国健康大数据的价值挖掘停滞不前，需要探索新的方式，合理规避风险。国外为了开发健康大数据，有一些数据匿名化方面的探索，如美国 HIPAA 提出了去身份化："通过处理使得数据不能识别特定个人，或者没有合理的基础能够认为该数据可以被用来识别特定个人。"[278] 我国也应该出台匿名化法律法规，打破现有的困境，便于企业发掘健康数据的潜在价值。

（一）匿名化的影响因素

健康大数据的特性制约了匿名化效果。大数据应用中，常通过把原始数据聚合为更大粒度的数据后再对外提供，这种粗粒化处理可以降低原始数据被识别的可能性。但在医疗大数据应用中，许多场景下数据粗粒化较难实现。目前医疗大数据"原料"主要使用方向为用于大数据分析和用于训练人工智能，前者如临床辅助决策、基于大数据的疾病分析，后者如智能影像识别、手术机器人。由于人体健康和疾病具有个体特征性，无论是用于分析还是用于训练，聚合数据的效果不如细粒度数据，为了研发更有实用价值的应用，许多情况下都需要有基于个体体征的细粒度数据。对特定病种的研究更需要与患者性别、年龄、生活习惯、生活地域、家族成员健康状况等数据相关联，有时不得不保留一些个人信息。此外，是数据泛在性影响脱敏脱密效果。随着国家医疗制度改革，患者可以在多家医院就诊，患者在一家医院的诊疗信息被脱敏了，但通过关联其他医院的诊疗信息，还是有可能恢复其较完整的信息。再者，大量商业机构拥有海量用户个人信息，如果商业机构缺少自律，将之与健康医疗大数据融合，也可能恢复脱敏脱密信息。因此健康大数据通常属于披露高风险数据。

（二）明确匿名化的标准

匿名化就是在数据二次利用时移除数据和数据主体间关联的过程。HIPAA 隐私法则提供了两种不同的去标识方法。第一种方法是专家确定法，专家解除 PHI 标识，记录解除方法，并使用公认的统计和科学方法量化重新识别的最小风险。第二种称为安全港方法，需要从数据中删除18 种类型的标识符，包括所有小于州的地理学区划，包括街道地址、城市、县、区、邮编；所有日期，包括出生日期、入院日期、出院日期、死亡日期等；设备编号和序列号；生物学标识如指纹、声纹；全脸照片和任意可对比照片等。

大数据时代，随着依靠临床报告的研究数量的增加，手动去标识对机构而言可能非常昂贵且不可行，专家确定法存在很大的困难。一般还是使用技术方式去标识。

针对匿名化的技术，GDPR 列出了匿名化技术成功的标准：第一，再识别可用于已被匿名的数据和其他数据，如果同时运用其他数据和匿名化数据可以识别出自然人，这种"匿名化"数据仍然归属个人信息的范畴；第二，再识别的手段应当是数据控制者或者其他人直接或间接所能联想到的任何合理可能的手段；第三，再识别的手段应当考虑所有客观的因素，包括成本高低、时间长短、数据处理时的技术水平和技术发展。[279]

（三）限制再识别行为

利用技术手段去标识，特别是针对医疗健康大数据去标识，仍然存在很大的再标识风险。因此，除了技术手段，还需要辅以数据共享协议等管控措施。首先，应根据数据再识别风险，建立分级制度；其次，根据风险分级确定已经匿名化的数据可以披露的对象；再次，对于再识别风险较高的匿名化数据，应该对这些数据的接收方进行限制，限制他们对这些数据的再处理，包括采取一些如数据共享协议的方式防止数据接收方对数据集中的个体进行再标识，以及限制数据使用用途的方式，确保接收方在管理层面、物理层面和技术层面的对数据进行保护；最后，依据民法、侵权法，为被再识别的数据主体提供法律救济。

第三节　行政监管

我国政府的监管重心应该为利益相关者的市场行为提供规范，在尊重市场运行机制的基础上，对市场参与者的困扰和问题进行积极回应。一方面，鼓励健康数据流动，为数据交易提供指导；另一方面，在尊重市场主体契约精神的基础上，对违背市场公平竞争的行为予以惩罚。在我国大数据产业发展过程中，政府部门一直发挥着主导作用。在规制体系建设中，政府行政监管可以体现在规制机构的设置、技术标准的研发以及具体的规制手段三个方面。

一　设置专门行政监管机构

针对个人信息保护，欧盟主要设置了欧洲数据保护委员会、独立监管机构、认证机构等。这些机构相辅相成，既满足了多元化主体协调治理的需求，也具备专业化、专责化的特征。专业化、专责化正是世界个人数据保护的趋势。目前，我国针对个人数据的保护机构往往是各级政府部门的互联网信息办公室，没有设立专门的保护机构，造成了组织机构职责不明、执法专业性不足等局限。而今，健康大数据产业的发展对于行政监管的专业性提出了更高的要求，因此，非常有必要成立专门的行政监管机构，统一履行监管职能。专门的监管机构还能够起到协调独立监管机构的作用，使整体监管体系运行良好，效能较优。可以有两种方案：一种方案是成立专门的个人数据保护机构，在其下设置专门的健康数据保护机构；另一种方案是成立专门的健康数据保护机构，统筹管理医疗数据、基因数据及其他健康数据。

二 研发规制体系的技术标准

技术标准是规制体系的基础。技术标准包括国家标准、行业标准、企业标准，不同层次的标准效用不同。目前，在大数据领域，企业标准较多、质量较高。然而，健康大数据对于个人和国家而言，意义重大，需要重视国家标准的作用。2017 年，我国信息安全标准化技术委员会对《信息安全技术个人信息去标识化指南》进行了立项，这意味着我国个人信息匿名化的技术标准制定工作已经提上议事日程。然而，健康大数据领域个人信息采集、存储、运输、处理、应用等环节较多，需要进一步明确技术标准，保障隐私扩展应用。在行业标准方面，标准的作用至关重要。有了统一标准，人们可以将手机连接到计算机并在不同设备之间上载所有类型的文件之外，还可以在不同类型的计算机之间创建网络；特别是针对那些同意医疗机构共享的个人健康数据，需要制定个人健康数据保护标准，通过有效的匿名化措施，使这些数据无法被再识别，并且不能被还原。

三 运用灵活的规制手段

在大数据时代，互联网技术发展一日千里，互联网应用灵活多变，过于刚性的规制手段，很可能抑制技术的发展应用的落地，造成负面影响，运用灵活丰富的规制手段，刚柔并济，能起到规制的目的。

（一） 通报制度

在电信服务方面，工业和信息化部建立了检测通报制度，每季度对手机应用商店的 App 进行技术检测，通报有隐私风险的情况。例如，2018 年 6 月，工业和信息化部组织对 56 家手机应用商店的 4 万多款软件进行技术检测，一共发现了 46 款违规 App。这 46 款 App 存在强行捆绑推广其他应用软件、未经用户同意就收集和使用用户的个人信息等问题。健康数据方面也应建立类似的制度，对健康服务提供商的隐私保护水平进行评测，对合格者予以表扬，对不合格者给予通报批评，从而提高健康服务行业整体的隐私保护水平。

（二）举报机制

能调动多方参与的最有效的途径之一便是建立举报机制。目前，食品安全[280,281]、反腐败[282]、价格[283]领域举报机制的作用得到了广泛的认同。通过构建博弈模型，比较在无、有奖励情形下，个人及隐私保护协会组织举报行为的收益水平，分析不同举报机制的效果，结果发现：无举报奖励时，协会组织举报监督效果要优于个人；举报奖励是有效的激励机制，能使个人及协会组织监督效率提高；合适的奖励强度，能同时激励个人和协会组织发挥最大作用。[284]

在互联网行业中，我国也加快了举报制度建设，成立了 12321 网络不良与垃圾信息举报受理中心。该中心是中国互联网协会受工业和信息化部委托设立的举报受理机构，负责协助工业和信息化部承担关于互联网、移动电话网、固定电话网等各种形式信息通信网络及电信业务中不良与垃圾信息的举报受理、调查分析及查处工作。

（三）约谈机制

行业协会组织是隐私规制体系的相关利益者之一。发展良好的行业协会组织往往能起到市场和政府难以起到的作用。对于具有监督隐私保护功能、具有第三方认证资质、具有教育培训能力的协会组织，政府应放宽审批条件；对于资助此类协会组织的企业、社团、个人，政府也应该给予税收优惠。同时政府也可以通过购买服务的方式，支持行业协会组织开展科研、评估、认证、宣传、教育、标准制定等活动。与此同时，也不能对这些组织放任不管，导致"野蛮生长"。2014 年 4 月，国家网信办发布了《互联网新闻信息服务单位约谈工作规定》，利用较为柔和的"约谈"方式规范相关单位的工作。这在行业协会的管理中值得借鉴。

（四）开放机制

我国的医疗数据主要在医保系统和卫生系统中进行收集，尤其是医保系统，截至 2018 年末，基本医疗保险参保人数达 134452 万人，参保覆盖面稳定在 95%。目前，政府已经启动了健康大数据资源共享开放的进程，上线了国家人口与健康科学数据共享平台。未来，应该在开放机制的指导下，进一步扩展平台功能：业务上，将医保、卫生系统数据纳入其中；监管上，将安全监管、检验检疫、食品药品监管、保险监管等部门视为重要共享单位，合理科学地将这些数据开放给共享单位，促进监管工作的质量和效率；同时，建立卫生健康、中医药与教育、科技、工业和信息化、公安、民政、人力资源社会保障、环保、农业、商务、体育、统计、旅游、气象、残联等部门密切配合、统一归口的健康医疗数据共享机制。

行政监管与法律规制对于促进健康大数据发展是极其重要。对大数据相关主体权利冲突进行规制，需要在法律规制、行政监管之间进行有效的衔接。目前，法律规制是权利冲突的主要规制，但是，对于个人信息侵权行为，现行规范存在入罪门槛高、缺乏可操作性的问题。"两高"最新出台的关于个人信息保护的司法解释中，对于个人信息犯罪的定罪情节进行了细化。定罪标准十分明确，但仍存在着入罪标准偏高的问题。司法解释中将"违法所得五千元以上的"设定为情节严重，但实际上，非法获取、出卖、提供个人信息达到五千元这一数额，则可能意味着就有上万条或更多的公民的个人信息遭受侵害。同时，刑法修正案（九）中只考虑了出售、提供个人信息的行为，对于超出信息采集目的的收集、个人信息的滥用、恰当安全措施的采集、存储、传输等行为，均未做出明确规定，而事实上，这些行为造成的损害也很可能与直接非法获取和出卖个人信息造成同等或更大的损害。因此，对实践中大数据生成链条中各种新的侵权手段，应综合考量适度放宽入罪的行为种类，并适度降低入罪情节严重的数额标准。

因此，行政监管显得尤为重要。可以采用先行政后刑事的规制模式，设置有效的行政规制和手段，加强行政监督力度；要体现出行政和刑事的梯度衔接，尽量通过行政手段对权利冲突进行有效规制，并通过刑事手段对权利保障进行托底。

四　采用先进的技术手段

在新冠肺炎疫情防控过程中，个人信息泄露事件频发。无论是 Excel 文档或者 word 文档还是手机拍照泄露个人信息，都反映出当前防疫工作信息处理方式的落后。应加快防疫工作数字化进程，充分利用大数据技术，在提高效率的同时保障安全。

（一）开发专门的信息采集系统

应淘汰手工填表这种信息采集方式。通过开发专门的信息系统，在手机端或者 PC 端进行数据录入和集中管理。这样能通过权限管理和身份认证掌握数据访问、使用、下载情况，能有效遏制备份外流，即便外流也能锁定违规者，并为系统构建起专业的防隐私泄露团队。黑客也将更难以盗取专业信息系统内的信息。

（二）推动个人信息采集向核验转型

传统的工作方式是工作人员首先收集个人信息，然后根据数据进行判断，做出相关决策。借助大数据技术，整合电信、交通、卫生相关领域数据，个人可以直接进行相关指标的核验，再向工作人员出示。例如，北京可以通过手机扫描二维码后直接显示 14 天之内是否离京，无须填报各种信息，减少了个人信息采集的环节，降低了泄露的风险。

（三）加强权限管理

疾病防控大数据分析需要收集大量个人信息，尤其是对确诊或者疑似病例的追踪分析，往往需要有关部门的授权才能开展。授权应有明确的法律依据，并有具体的责任主体，才可以共享、披露和使用数据。应该严格限制接触个人信息的工作人员的权限，将录入、审校、访问、拷贝等权限落实到人。没有权限者不能进行相关操作。尤其要控制手机的截屏功能，这已经成为个人信息泄露的重要方式。

（四）加强数据传输管理

数据的传输应进行审核，目的和用途符合要求方能进行传输。所有传输行为应进行备案。同时加强个人信息传输介质管理，纸质文档通过机要渠道；电子文档应设置密码，通过内部电子邮件或者不可擦写的光盘传输。

第四节　行业自律

大数据时代，健康数据成为战略性资源。对健康数据进行收集、挖掘、共享和分析的平台或企业如雨后春笋般崛起。有些从业者为了利益最大化，往往不惜侵犯个人权益，过度收集、非法交易、随意泄露个人信息等。与此同时，高质量的医疗数据分散在各个医院，使用效率始终低下。在中国相关法律法规和行政监管滞后的背景下，行业自律至关重要。目前，国内关于行业自律的文献主要集中于互联网行业[285,286]、金融业[287,288]、食品行业[289,290]等行业，关于个人健康数据行业自律的文献较少。借鉴美国健康数据行业自律的经验，针对中国个人健康数据行业自律发展中的基本问题，本章提出了对应的对策建议。

一 行业自律的重要作用

行业自律也称为自我规制，是指同一行业的市场主体通过建立自律组织，制定各种自律规范、行业标准，对市场活动进行自我监管的行为。[285]行业自律在实践中一般表现为，由政府确定监管目标和监管框架，行业协会等自律组织利用专业资源对政府监管体系进行细化补充，从而更好地实现监管目标。美国的行业自律具有较好的代表性。由于经济自由主义盛行，美国政府避免对经济做过多的干预与限制，行业自律是很重要的规制模式，尤其在健康数据方面。在中国，行业自律的环境并没有发达国家成熟，自律文化氛围也没有发达国家浓厚，但是，改革开放以来，政府逐渐转变职能，逐步让市场自由发展、自由调控。在这样的背景下，行业自律价值逐渐凸显。在个人健康数据行业中，行业自律也有着重要作用。

首先，行业自律能弥补法律法规的不足。在个人健康数据法律滞后的背景下，行业自律越发重要。中国至今没有一部独立的个人数据保护法律，亟须市场建立有效的行业内部约束，绝不能使个人健康数据发展处于一种无序混沌的状态之中，而是依赖于行业自律建立个人健康数据企业赖以生存发展的保障空间。

其次，行业自律能提高行政监管的效率。个人健康数据属于新兴的大数据行业，技术发展具有高速化、复合化的特征，而政府监管的制定、通过、实施、维持和审计过程是漫长的，往往导致错失监管良机。而且，行政监管容易滋生寻租现象，且外行监管内行可能反而阻碍了产业发展。相较而言，个人健康数据企业或行业协会是市场的服务提供方，更是个人健康数据共享平台的参与者，能够第一时间获取关键性数据，依据市场信息做出最佳判断。因此，从数据获取的及时性和全面性，以及市调整的动态性和灵活性来看，行业自律比政府监管更有优势。

最后，行业自律有利于降低监管成本。要搭建个人健康数据共享平台，健康数据行业势必需要经历标准化规范化发展的进程。由企业制定数据的收集、连接与使用的规范，能够有效降低协调成本、交易成本、信息成本，且成本将由获益商业企业共同承担。同时，对于行业经营者而言，基于共同利益，更容易接受自己行业所建立的规则。同时，政府也可以有效地减少相应的财政预算与支出。

二　国内的行业自律现状

个人健康数据可以分为医疗数据与非医疗数据。由于医疗数据受到更为严格的规制，两种个人健康数据的行业自律是存在差别的。

（一）医疗数据

医疗数据的连接与共享，对于政府来说是改进公共医疗服务的重要举措；对于健康服务企业而言，是研发新产品的关键数据来源；对于公民来说，有利于简化就医环节、降低医疗费用。然而，现实情况不尽如人意。因更换医疗机构而重复检查的现象仍比比皆是。中国个人医疗数据的使用与共享正处于低效率的状态。据调查显示，现阶段已经建成的医院管理信息系统的医院中，真正被有效利用的仅为60%左右，其余的使用效率不高。[240] 行业自律在这方面还需要发挥作用。

此外，尽管医疗数据隐私保护有一些规章制度，由于存在不少管理和技术漏洞，个人医疗数据泄露的事件屡见不鲜。例如，2014年初至2016年7月，上海市疾病预防控制中心工作人员韩某利用其工作便利，进入他人账户窃取该市新生婴儿信息并出售给黄浦区疾病预防控制中心工作人员张某某，再由张某某转卖给范某某，牟取暴利。直到2017年2月韩某才被绳之以法。

（二）非医疗数据

近几年，各种可穿戴设备逐渐流行，从各个品牌的运动手环、到每次发布会都越来越强调健康功能的苹果手表，人们在使用这些设备和服务的同时，也在迅速产生大量数据。然而，可穿戴设备在数据安全和隐私保护等方面存在着较大风险。个人隐私和健康数据一旦被别有用心的人非法窃取，会对个人权益带来巨大风险。2015 年 3 月，中国可穿戴联盟组织召开了《中国可穿戴联盟标准》闭门工作会，发起共同探讨可穿戴标准体系，促成业内标准的建立。3 月 23 日，中国首个智能可穿戴设备行业标准出台。然而，标准化的制定并非一蹴而就，未来，还需要可穿戴设备企业、行业协会共同探讨和完善中国可穿戴标准体系。目前，中国不少互联网公司也联合发布了个人信息保护的行业倡议书。2018 年 1 月 22 日，中国互联网协会个人信息保护工作委员会成立大会在京成功召开。9 月 17 日，中国互联网协会向互联网业界发布了《个人信息保护倡议书》，呼吁业界共同关注个人信息保护问题，促进产业健康有序发展，共筑网络强国之梦。随后阿里巴巴等 12 家大数据企业在杭州签署倡议书。

三　美国个人健康数据的行业自律

美国联邦贸易委员会指出，随着网络和计算机技术的快速发展，行业自律是一种侵入性最少、效率最高的保护隐私的方式。为了促进个人健康数据的保护与流通，美国鼓励自由竞争，主要采用行业自律的模式规范个人健康数据行业的发展。

（一）个人健康数据共享平台的行业自律

从 2018 年开始，美国卫生信息技术协调员办公室（The Office of National Coordinator for Health IT，ONC）开始编制可信交换框架和公共协议（Trusted Exchange Framework and Common Agreement，TEFCA）。TEFCA 的编制广泛采纳健康数据企业的意见，由美国卫生信息战略交流协会（Strategic Health Information Exchange Collaborative，SHIEC）作为行业代表，投入了大量时间和精力收集企业的相关意见，并对 TEFCA 中拟议的规则进行审查。

SHIEC 是一个代表健康信息交换行业的企业合作协会。该组织已经代表了 70 多个健康信息交换组织，这些信息覆盖了大多数美国人，超过 2 亿人。除了影响健康数据共享平台的立法，SHIEC 也在积极地搭建以患者为中心的数据中心库（Patient Centered Data Home，PCDH）。PCDH 运行流程如图 16 - 1 所示，首先，当患者在外地接受医疗服务时，向外地健康信息交换组织发送患者就医提示。接着，外地健康信息交换组织根据患者邮政编码查找表向本地健康信息交换组织发送提示，如果有患者病历，本地健康信息交换组织将反馈给外地健康信息交换组织。同时，本地健康信息交换组织将通知病人的家庭医生。最后，本地健康信息交换组织和外地健康信息交换组织交换患者的临床数据，以改善患者的短期和长期护理方案。同时，本地健康信息交换组织与本地护理团队将进行事后总结。

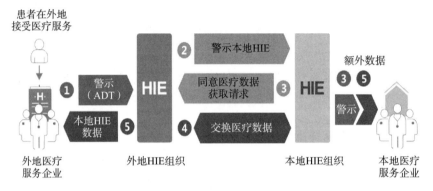

图 16 - 1　PCDH 运行流程

资料来源：https://strategichie.com/initiatives/pcdh/。

通过 PCDH，公民可以方便地获取最新的诊所地理位置信息、个人电子医疗记录及健康信息交换组织提供的健康分析报告。企业也降低了成本，提高了效率——PCDH 通过减少健康信息网络健康信息交换的个数，减少法律协议的数目，以及降低创建一次性点式拓扑接口的需求，实现了高效率、低成本地获取、使用数据。最后，SHIEC 还确立了健康信息网络和健康 IT 开发人员通用的隐私和安全要求，主要包括身份验证和授权系统，以保护患者数据。

（二）个人数据隐私保护的行业自律

TRUSTe 与 BBBonline 是美国个人隐私保护认证组织中最具影响力的两家机构。1996 年，第一家美国民间网络隐私认证机构 TRUSTe 成立。TRUSTe 对取得会员资格的网站进行隐私政策评估和审查，要求必须告知消费者信息的收集和披露情况，包括信息收集者的身份，收集信息的类型，如何使用信息及网站采取的保护个人信息安全、准确的相关措施和程序等内容。如果参与企业违反其隐私声明，则面临认证被撤销或被移送至相关执法机构的惩罚措施。如今，TRUSTe 经营着世界上最大的隐私密封方案，为 3500 多网站提供认证，包括领先的门户网站和雅虎、微软、苹果公司、IBM 公司、甲骨文公司、Intuit 和 eBay、Comm100、微信等。1999 年 3 月，美国商业促进局（The Better Business Bureau，BBB）发起成立"BBB 线上隐私计划"（BBB Online Program），以促进企业的消费者个人隐私保护，颁发个人隐私保护认证标志是其职责之一。1999 年，TRUSTe 就颁发了超过 1200 个认证证书，而 BBBonline 也颁发了 500 多个证书。

四　建议

基于中国个人健康数据行业的现状，医疗数据的共享与保护如果仅仅依靠政府推动，将会遥遥无期。非医疗数据分散在各个企业手中，其规制更是需要行业自律。行业自律将是推动健康大数据发展的重要动力。借鉴国外的个人健康数据行业自律经验，本节提出了以下对策建议。

（一）通过法律法规奠定行业自律公信力

行业自律应该与政府管制有机结合、协同联动。自律模式与立法模式并不矛盾，它们可以共同实施来保护个人信息。同时，单纯的行业自律或者政府管制是不能全面保障个人信息的安全性、实现个人健康数据共享的。灵活、及时的行业自律是滞后的政府监管的很好的补充，同时，如果行业自律缺乏约束力，没有法律规范的支撑，其执行措施和扶持措施都得不到有效的贯彻落实。

中国目前尚无一家个人健康数据共享协会或个人数据隐私保护的协会。在行业自律不足的背景下，政府应加强监管或者制裁，通过"规制威慑"促进企业自律。当强制监管的威胁很高，而企业自律的边际成本相对较低时，避免政府规制的唯一途径就是比政府行动更快，即"占优自律"[291]。借此提高个人健康数据行业组织行业协会的意愿，或鼓励相关社会平台进行相应的社会责任倡议，并形成公约。

（二）充分授权调动行业自律积极性

政府应加强授权，通过立法让渡部分个人健康数据连接与使用的监管权至行业协会。目前，虽然我国逐步扩大了各领域行业自律组织进行自我管理和约束的权限，但并未根本性改变其受来自政府、行政监管当局管控的本质，行业自律组织的独立性被严重弱化。因此，为了激励个人健康数据共享协会或个人数据隐私保护的协会的形成，政府可以立法授权部分权力至行业协会，如此，行业协会才更有公信力，更具有身份性。

个人健康数据企业可以借鉴 SHIEC 的经验，通过组织个人健康数据行业协会、打造个人健康数据平台，逐步建立起全面系统的行业规范，包括行业规章、自律公约、行业道德准则、纠纷调解办法等，从而规范个人健康数据的共享与使用，保护个人隐私权益。

中国个人健康数据行业是朝阳行业，法律环境滞后。因此，企业应承担更多的社会责任，组织行业协会或发布行业倡议，通过行业内部约束，建立个人健康数据企业赖以生存发展的保障空间。同时，企业也可以积极参与相关法律的制定，对拟议的法规准则进行审查、征集意见，协调多方利益，促进个人健康数据法律的出台。

（三）完善行业自律监管机制

中国的行会、商会体制不够发达，也没有美国联邦贸易委员会类似的监督机构来监督行业规范的执行。因此，中国应建立一个个人健康数据平台第三方监管机制，可以是政府部门，可以是非政府组织，也可以是社会大众。Wotruba 指出，当行业成员测知市场及其外部顾客看重某种自律行为并会相应地回报这种行为的时候，就会更积极地自律。[292] 可见，社会大众或者消费者的支持，能在一定程度上提升行业自律的动机。

政府可以建立第三方监管部门，对各行业协会、商会履行行业规范的情况进行监督，从颁布许可证、证明等激励机制入手给予肯定性评价。同时，加强社会公众或非政府组织作第三方监管的功能。加强舆论监督，多方面报道个人健康数据行业的隐私安全问题，以及医疗数据共享机制的不完善问题。为了防止危害行业的名誉或利益，行业参与自律的可能性会提高。

第五节　用户参与

提高用户参与度不仅关乎个人切实利益，也关系到健康大数据应用及产业发展。没有参与，健康大数据将成无本之源。而参与的用户都应具备必要的技能和素养。这方面，政府应该起到基础性作用，如在教育上，可以将计算机编程课程、网络安全课程等纳入中小学必修课程；支持教师进修相关课程；为大学生提供相关的创新项目。除此之外，政府、行业协会等还可以通过以下措施提高用户参与积极性与参与能力。

一　开展用户隐私观念教育

以行业协会为主体，借助媒体、科研院所等社会力量，开展用户隐私观念教育。行业协会组织对于行业有深刻的了解。为了行业可持续发展，应该通过开展用户隐私观念教育，建立用户对于行业的信任关系。

（一）培养隐私风险意识

通过各种案例分析，提高人们对于健康数据隐私风险的重视度和警惕性。我国银行业在防诈骗风险提示方面较为成功，各个银行及 ATM 机都有文字及语音提示。在健康数据收集过程中，也应该有类似的提醒，使人们随时保持警惕。

（二）培养隐私法律意识

《中华人民共和国网络安全法》赋予了用户知情同意权，在接受各种健康服务时，一旦涉及健康数据采集，务必要仔细了解隐私政策。在网站注册账号时都需要同意网站的服务条款、用户须知及隐私权相关政策，只是很少有人会仔细查看这些条款的内容。而在这过程中使用者已经交出了个人资料，许可了他人使用个人信息。虽然网站服务商声称会保障使用者的隐私安全，用户数据泄露的事情时有发生。在实体机构接受服务时，如果采集健康数据没有告知采集数据内容、目的，应要求其提供隐私政策文本，仔细阅读觉得可行，再签字授权。

二　开展用户隐私保护技能培训

通过建立有效的隐私保护技能培训机制，规范隐私培训内容和流程，提高用户对行业的信任度、忠诚度、满意度，保证培训效果。尤其加强手机端的技能培训。App 市场健康 App 五花八门，还有很多免费的 App。要仔细了解其隐私条款，确保其不会滥用个人健康数据再授权或者使用。

首先，从可靠的应用商店下载 App。我国对于 App 有相关的监管机制。"国家对经营性互联网信息服务实行许可制度；对非经营性互联网信息服务实行备案制度。未取得许可或者未履行备案手续的，不得从事互联网信息服务"。工业和信息化部每季度都会通报软件市场中违规的 App，包括恶意捆绑或过度搜集信息等。此外，公安部、国家互联网信息办公室、信息通信管理局、国家计算机病毒应急处理中心也参与监管。

但是应用市场多如牛毛，应用市场中的 App 更是不计其数，全面覆盖并不容易。现行的监管机制主要是落实平台责任，App 应用市场作为运营平台首先要自查自纠。因此，正规平台发布的 App 都有一定的保障。但是监管只能是预防和减少犯罪，不可能杜绝犯罪。有可能监管的疏漏让有些违规 App 得以上架，也有些 App 会绕过平台，诱使人们直接扫码下载安装。应用商店对手机 App 有筛选功能，能上架的 App 需要经过各种审核。越是知名的应用商店，其审核机制越严格。苹果系统的应用商店管理比较严格，Android 系统则应使用正规应用商店发布的 App。

其次，一定要查看应用权限。商店下载应用程序并安装时，千万不要跳过查看应用权限这一步。涉及用户隐私的权限短信权限、联系人权限、地理位置权限、拍照权限及录音权限，在安装应用时应当注意。如果应用过度获取权限，就不要安装以免隐私泄露。

如果没有显示应用权限，这样的 App 应果断放弃安装。如果有些特殊 App 不能从正规应用商店找到，如单位或者所在社区开发的内部使用的 App，也要将应用程序下载至手机，使用手机的文件管理器打开并安装，这样用户会查看到应用程序所需权限的列表。如果没有出现此列表，则需慎重考虑，必要时用备用手机安装。

三　鼓励用户发现泄露及时举报

以往缺乏严格的法律保护，个人健康信息泄露情况很常见。随着近年来制度建设加快，执法及监管力度加大，信息泄露有所抑制。但是，以往泄露的信息仍然还在黑市流通，给不少人带来了损失及烦恼。

目前，我国有不少个人信息泄露举报途径，尚没有专门针对健康信息的泄露举报途径。一旦发现个人健康信息泄露，应及时举报。个人可向公安部门、互联网管理部门、工商部门、消协、行业管理部门和相关机构投诉举报。尽早举报不但能使本人减少损失，也会减少可能受害的人数。

四　支持用户集体诉讼

健康数据一旦发生泄露，往往是批量泄露，受损失的对象是群体性的，很多人都会影响。对于个人来说，维权成本很高，获得的赔偿却有些少。这种情况下，就应该支持人们进行集体诉讼。美国有一些隐私泄露集体诉讼的案例，如 2019 年 8 月，苹果用户针对 Siri 的质量控制项目录音对苹果提起集体诉讼，并且这个诉讼得以在北加利福尼亚的法院立案。原告称，苹果在没有经过个人同意的情况下，非法和故意录下用户的对话，违反了加利福尼亚州的一系列法律。我国也出现了多次数据泄露事件，目前尚没有出现集体诉讼的案例。公共部门应该完善相关规章制度，鼓励用户通过集体诉讼来维权。

第十七章　结语

近年来，政府大力推动健康大数据的发展。然而，由于法律法规的滞后，政府管制的缺位，以及行业自律和个人意识的匮乏，形成了很多潜在的风险。产业部门在此领域进行研发投入时十分谨慎，因而虽然我国健康数据资源丰富，健康大数据的发展却落后于先发国家。本书系统梳理了健康大数据学术研究动态，分析了健康大数据来源及类型，尤其针对重要数据及重点应用领域进行了研究，分析了产业发展趋势和个人健康数据利用的主要商业模式。最后，本书提出了隐私规制体系的框架，并提出了具体的措施建议。

第一节　主要观点

尽管使用大数据分析工具能带来巨大的红利，但由于存在许多问题和挑战，包括数据隐私和安全问题、分散的数据控制权、良莠不齐的数据质量、五花八门的数据类型、IT 基础设施和大数据分析工具的高额购置成本等，健康行业在采用该技术方面仍然落后。本书重点关注产业发展和隐私规制，研究个人健康数据利用和保护的相关问题，提出主要观点如下。

一　医疗数据共享应作为发展健康大数据的重点任务之一

个人健康数据类型多种多样，其中最基础的数据就是医疗机构收集的电子病历。目前我国医疗数据共享水平整体偏低，区域人口健康信息平台作为数据共享的重要载体，建设进度慢。

第一，逐步统一信息标准。统一的信息标准将极大地提升数据交换、共享和集成的效率，进而保障大数据挖掘的效应。对于平台已存的标准不一的历史数据，应加大对非结构数据挖掘等新技术的应用，开发大数据潜能。

第二，通过 PPP 模式推动区域健康信息平台建设。依靠财政投入，平台建设资金难以为继，应用难以创新。PPP 模式有利于加速平台建设，激励服务和商业模式创新。

二 基因数据的规制应进行前瞻性布局

随着基因技术的迅猛发展，基因数据的应用越来越广泛，基因产业发展迅猛，将影响到人类社会的方方面面。

首先，应加强基因隐私方面的教育与传播。人们对于基因隐私风险缺乏深刻的认识，一旦发生数据泄露，其影响将波及整个种群，延及子孙后代。应通过多种渠道和方式，培养人们的基因隐私意识。

其次，应加强对行业的监管。不仅通过法律法规进行约束，还应建立伦理审查机制，防止有悖人伦的技术应用泛滥。

三 加强健康可穿戴设备相关的隐私规制

随着健康管理理念的深入，作为健康管理的重要工具，可穿戴设备正在迅速普及。其所收集的健康数据规模和涵盖的用户群体很快会超越传统的医疗数据，然而对其数据收集和使用的规制相对滞后。

四 建立精细化的医保控费机制

人口老龄化使得医保支出压力逐年增加，在健康大数据利用的基础上，可以采用 DRGs 针对诊断类型进行控费，也可以采用激励性费率，如降低吸烟酗酒者的报销比例、降低记录良好者的保费。

五 构建健康大数据隐私规制体系

在对欧盟、美国、日本的规制体系进行比较研究的基础上，提出构建"法律规制＋行政监管＋行业自律＋用户参与"的隐私规制体系。

法律规制方面，重点完善知情同意机制。目前医疗机构的数据获取过程中，用户授权机制不完善，甚至缺失。可穿戴设备、基因测序行业也存在这方面的问题。健康数据的收集、使用应确保患者知情且同意，以避免数据使用的法律风险。

行政监管方面，建立检查通报机制，健全隐私泄露举报机制，督促收集者规范数据收集、存储、使用等行为。同时，制定健康数据匿名化处理的标准规范，并监督审查标准规范执行情况。在此基础上，应完善数据共享开放机制，鼓励企业挖掘数据价值，使其真正服务于社会。

行业自律方面，首先，加大授权力度，以增强个人健康数据行业协会产生与发展的动力、活力；其次，在法律滞后的背景下，借鉴美国行业协会发展的经验，建立全面系统的行业规范；最后，加强社会公众或非政府组织作第三方监管的功能，提高个人健康数据行业自律的动机。

用户参与方面，以行业协会为主体，借助媒体、科研院所等社会力量，开展用户隐私教育及培训，由此提高公众对健康数据的科学认识，合理保护和利用健康数据，形成数据主体与数据持有者之间的良性互动。

第二节   研究展望

本书聚焦于个人健康数据，通过多种方法、多个视角对健康大数据产业发展与隐私规制开展了研究。由于研究问题比较复杂，受限于研究团队的精力、能力，相关研究存在一些不足之处，在以后的研究中将继续完善。

（1）国际经验的本地化。健康大数据产业发展与隐私保护的矛盾是各国普遍面临的难题。美国、欧盟、英国、日本都在探索解决方案，取得了一定的效果，也都存在不少问题。它们的经验有借鉴价值，然而据此研究适合我国的解决方案有较大的难度，需要对实际情况的深入了解，以及后续影响的前瞻性评估才能实现国际经验的切实落地。

（2）区域差异。限于研究数据和资料的可得性，本书较多采用案例研究。我国的区域经济发展水平和文化观念差异很大，目前的案例覆盖的区域不足，未来研究中应尽可能地对多个区域开展调研。尤其是人口密度低、经济发展水平相对落后的区域，一方面缺乏资金和人才，另一方面不具有规模经济效应，因为大数据信息系统开发和运维具有边际成本递减效应，服务的人口越多，人均成本就越低。如何在资金、人才不足的前提下如何发展健康大数据，如何使人口稀疏的地区也能享受大数据带来的健康红利，都需要深入研究。

附录一　关于基因隐私的调查问卷

　　基因支持着生命的基本构造和性能，储存着生命的各种信息。随着技术的不断进步，基因数据的获取成本日益降低，使用范围不断扩大，人们的隐私泄露的风险也日益增加。本研究旨在调查人们对于基因隐私的了解程度及态度，以便完善相应的保护机制。您的意见仅供研究使用。对您的支持与配合表示诚挚的谢意！

　　1. 您了解基因测序吗?*

□ 很了解

□ 了解一些

□ 不了解

　　2. 您知道基因检测和基因测序的区别吗?*

□ 很了解

□ 了解一些

□ 不了解

　　3. 您认为您的基因数据属于您吗?*

□ 属于

□ 不完全属于

□ 不属于

　　4. 您愿意实名分享您的基因数据吗?*

□ 愿意免费分享

□ 有报酬可分享

□ 不分享

　　5. 您愿意匿名分享您的基因数据吗?*

□ 愿意免费分享

□ 有报酬可分享

□ 不分享

6. 分享基因数据时是否需要征求家人的意见?*

□ 需要

□ 不需要

7. 招聘过程中，如果雇主要求进行基因检测，您怎么看?*

□ 坚决反对

□ 特殊职业可能需要

□ 无所谓

□ 同意

8. 购买保险时，如果保险公司要求进行基因检测，您怎么看?*

□ 坚决反对

□ 特殊险种可能需要

□ 无所谓

□ 同意

9. 婚恋生活中，如果伴侣要求进行基因检测，您怎么看?*

□ 坚决反对

□ 无所谓

□ 很有必要

10. 您怎么看待基因歧视?*

□ 不合理

□ 合理

□ 具体情况具体分析

□ 无所谓

11. 除了就业、婚恋、保险，您认为还有哪些场合可能存在基因歧视?

---

1. 性别?*

□ 男

□ 女

2. 受教育程度？*

□ 初中及以下

□ 高中/职专

□ 大学本科

□ 硕士研究生

□ 博士研究生

3. 年龄？*

□ 17 岁及以下

□ 18～30 岁

□ 31～45 岁

□ 46～60 岁

□ 61 岁及以上

附录二　卫生健康管理部门访谈提纲

您好！本单位承担的国家社科基金项目"健康大数据产业发展与隐私规制"拟对医疗健康相关的产业发展与隐私规制问题开展调研，以便为政府部门提供对策建议。相关素材仅用于科研，没有任何商业目的。感谢您的支持！

北京市社会科学院

1. 目前电子病历标准化进展如何？实现不同医院数据整合主要存在哪些问题？

2. 电子病历应用分级评价实施情况如何？

3. 电子病历应用分级评价对于医疗、卫生信息化等相关行业发展有何影响？

4. 电子健康档案进展如何？有哪些地区发展较好？

5. 区域人口健康信息平台建设进展如何？有哪些好的建设模式或者典型吗？

6. 区域人口健康信息平台有哪些技术标准或者规范吗？目前哪些省区市有应用的典型案例？

7. 区域人口健康信息平台数据来源有哪些？很多地方在建政府数据开放平台，二者之间有哪些关联？

8. 居民健康卡进展如何？是以身份证号为识别码吗？除了就诊，能用于医保结算吗？

9. 居民健康卡哪些省（自治区、直辖市）发展较好？对于就诊记录是否录入健康卡，谁有访问权和编辑权，居民能否自行控制？

附录三　健康数据相关行业访谈提纲

　　您好！本单位承担的国家社科基金项目"健康大数据产业发展与隐私规制"拟对医疗健康相关的产业发展与隐私规制问题开展调研，以便为政府部门提供对策建议。相关素材仅用于科研，没有任何商业目的。感谢您的支持！

北京市社会科学院

　　1. 贵公司都提供哪些与医疗健康相关的产品和服务？

　　2. 国内外主要竞争对手有哪些？与它们相比有哪些优势（如质量和价格方面）？

　　3. 贵公司研发的数据来源主要有哪些？收集的数据如何储存？是否有储存期限？

　　4. 贵公司获取的数据质量如何？如何提高数据质量？

　　5. 贵公司主要面向哪些类型的客户，C、B还是政府？主要盈利点有哪些？

　　6. 贵公司所处的行业主要有哪些监管部门，受哪些规章制度的约束？

　　7. 目前公司在保护患者隐私方面主要做了哪些工作？

8. 现行法律或者产业政策有哪些问题不利于行业发展？对于监管部门有什么建议？

9. 在本行业内，市场竞争现状及发展趋势如何？

10. 目前主要与哪些行业合作？数据跨行业融合创新的情况如何？是否面临数据壁垒等问题？

附录四 基因测序行业访谈提纲

本单位承担的国家社科基金项目"健康大数据产业发展与隐私规制"拟对基因相关的产业发展与隐私规制问题开展调研，以便为政府部门提供对策建议。相关素材用于科研，没有任何商业目的。感谢您的支持！

北京市社会科学院

1. 贵公司都提供哪些与基因相关的产品和服务？与国外公司相比情况如何（如质量和价格方面）？

2. 基因检测收集的数据如何储存？是否有储存期限？

3. 基因检测数据分析如何提高准确性？

4. 基因检测数据除了告知消费者，还有哪些用途？是否会推出后续的健康服务？如营养品、保险产品、运动项目推荐等。

5. 目前公司主要盈利点有哪些？

6. 基因检测行业主要有哪些监管部门，受哪些规章制度的约束？

7. 目前公司在保护患者隐私方面主要做了哪些工作？

8. 现行法律或者产业政策有哪些问题不利于行业发展？有什么建议？

9. 在本行业内，市场竞争现状及发展趋势如何？

10. 目前主要与哪些行业合作？数据跨行业融合创新的情况如何？是否面临数据壁垒等问题？

参考文献

［1］ BERHANU A, WARNER K E. The lifetime distribution of health care costs ［J］. Health Services Research, 2010, 39(3): 627 – 642.

［2］ GRATTON L, SCOTT A. The 100 – Year Life: Living and Working in an Age of Longevity ［M］. London: Bloomsbury Publishing, 2016.

［3］ 俞国培, 包小源, 黄新霆, 等. 医疗健康大数据的种类、性质及有关问题 ［J］. 医学信息学杂志, 2014, (6): 9 – 12.

［4］ 万琦. 大数据模式下的个人健康管理 ［J］. 互联网周刊, 2013, (18): 58 – 59.

［5］ AUFFRAY C, BALLING R, BARROSO I, et al. Making sense of big data in health research: towards an EU action plan ［J］. Genome Medicine, 2016, 8 (1): 1 – 13.

［6］ MILLER K. Big data analytics in biomedical research ［J］. Biomedical Computation Review, 2012, Winter, 14 – 21.

［7］ SWAN M. The quantified self: fundamental disruption in big data science and biological discovery ［J］. Big Data, 2013, 1(2): 85 – 99.

［8］ RUMSFELD J S, JOYNT K E, MADDOX T M. Big data analytics to improve cardiovascular care: promise and challenges ［J］. Nature Reviews Cardiology, 2016, 13 (6): 350 – 359.

［9］ 曹璞. 大数据对我国健康服务业发展的影响 ［J］. 电子测试, 2014, (11): 111 – 112.

［10］ BURTON P R, CLAYTON D G, CARDON L R, et al. Genome-wide association study of 14,000 cases of seven common diseases and 3,000 shared controls ［J］. Nature, 2007, 447 (7145): 661 – 678.

［11］ AJUNWA I, CRAWFORD K, FORD J S. Health and big data: an ethical framework for health information collection by corporate wellness programs ［J］. Journal of Law Medicine & Ethics, 2016, 44 (3):

474 – 480.

[12] 刘博元, 王焕钢, 范文慧, 等. 基于大数据的复杂生产线系统健康度实时评估方法 [J]. 清华大学学报 (自然科学版), 2014, (10): 1377 – 1383.

[13] ALEMAYEHU D, BERGER M L. Big data: transforming drug development and health policy decision making [J]. Health Services and Outcomes Research Methodology, 2016, 16 (3): 92 – 102.

[14] 丁凤一, 刘婷, 陈静. 医疗健康大数据研究进展剖析 [J]. 信息资源管理学报, 2017, 7 (4): 5 – 16.

[15] CROLL P R. Determining the privacy policy deficiencies of health ICT applications through semi-formal modelling [J]. International Journal of Medical Informatics, 2011, 80 (2): e32 – e38.

[16] SIMON S R, EVANS J S, BENJAMIN A, et al. Patients' attitudes toward electronic health information exchange: qualitative study [J]. Journal of Medical Internet Research, 2009, 11 (3): e30.

[17] GORDON P, CAMHI E, HESSE R, et al. Processes and outcomes of developing a continuity of care document for use as a personal health record by people living with HIV/AIDS in New York City [J]. International Journal of Medical Informatics, 2012, 81(10): e63 – e73.

[18] AKHLAQ A, SHEIKH A, PAGLIARI C. Health information exchange as a complex and adaptive construct: scoping review [J]. Journal of Innovation in Health Informatics, 2016, 23(4): 633 – 683.

[19] VICECONTI M, HUNTER P, HOSE R. Big data, big knowledge: big data for personalized healthcare [J]. IEEE Journal of Biomedical and Health Informatics, 2015, 19 (4): 1209 – 1215.

[20] AGAKU I T, ADISA A O, AYO – YUSUF O A, et al. Concern about security and privacy, and perceived control over collection and use of health information are related to withholding of health information from healthcare providers [J]. Journal of the American Medical Informatics Association, 2014, 21(2): 374 – 378.

[21] KING T, BRANKOVIC L, GILLARD P. Perspectives of Australian a-

dults about protecting the privacy of their health information in statistical databases [J]. International Journal of Medical Informatics, 2012, 81 (4): 279 – 289.

[22] ANGST C M, AGARWAL R. Adoption of electronic health records in the presence of privacy concerns: the elaboration likelihood model and individual persuasion [J]. MIS Quarterly: Management Information Systems, 2009, 33(2): 339 – 370.

[23] CASSELMAN J, ONOPA N, KHANSA L. Wearable healthcare: lessons from the past and a peek into the future [J]. Telematics and Informatics, 2017, 34(7): 1011 – 1023.

[24] IFRIM C, PINTILIE A – M, APOSTOL E, et al. The art of advanced healthcare applications in big data and IoT systems [C] //MAVROMOUSTAKIS C X, MASTORAKIS G, DOBRE C. Advances in Mobile Cloud Computing and Big Data in the 5G Era. Cham: Springer International Publishing, 2017, 133 – 149.

[25] FIROUZI F, RAHMANI A M, MANKODIYA K, et al. Internet-of-Things and big data for smarter healthcare: from device to architecture, applications and analytics [J]. Future Generation Computer Systems, 2017, 78(2018): 583 – 586.

[26] Korzun D G. Internet of things meets mobile health systems in smart spaces: an overview [C] //Bhatt C, Dey N, Ashour A. Internet of Things and Big Data Technologies for Next Generation Healthcare. Cham: Springer: 111 – 129.

[27] BIETZ M J, BLOSS C S, CALVERT S, et al. Opportunities and challenges in the use of personal health data for health research [J]. Journal of the American Medical Informatics Association, 2016, 23 (e1): 42 – 48.

[28] 邓世洲, 王秀民, 刘帆. 可穿戴医疗设备引发的信息隐私保护问题及对策分析 [J]. 中国医学伦理学, 2015, 28(1): 83 – 86.

[29] MEHMOOD A, NATGUNANATHAN I, XIANG Y, et al. Protection of big data privacy [J]. IEEE Access, 2016, 4: 1821 – 1834.

［30］ ALANSARI Z, SOOMRO S, BELGAUM M R, et al. The rise of inter-net of things （IoT） in big healthcare data: review and open research issues ［C］. Proceedings of the International Conference on Advance Computing & Intelligent Engineering, 2018.

［31］ YUE X, WANG H, JIN D, et al. Healthcare data gateways: found healthcare intelligence on block chain with novel privacy risk control ［J］. Journal of Medical Systems, 2016, 40（10）: 218.

［32］ 何晓琳, 钱庆, 吴思竹, 等. 健康医疗可穿戴设备数据隐私相关问题研究 ［J］. 中国医院管理, 2017, 37（10）: 68 – 70.

［33］ SCHAEFER S E, VAN L M, GERMAN J B. A feasibility study of wearable activity monitors for pre-adolescent school-age children ［J］. Preventing Chronic Disease, 2014, 11（5）: E85.

［34］ DIETVORST E, HIEMSTRA M, HILLEGERS M, et al. Adolescent perceptions of parental privacy invasion and adolescent secrecy: an illus-tration of simpson's paradox ［J］. Child Dev, 2017, 89 （6）: 2081 – 2090.

［35］ PARK H, LEE S, KIM Y, et al. Patients' perceptions of a health in-formation exchange: a pilot program in South Korea ［J］. International Journal of Medical Informatics, 2013, 82（2）: 98 – 107.

［36］ FERNANDO J I, DAWSON L L. The health information system security threat lifecycle: an informatics theory ［J］. International Journal of Medical Informatics, 2009, 78（12）: 815 – 826.

［37］ SHINTARO O, JOSé ALBERTO C E, SILVIA S, et al. Factors affect-ing mobile diabetes monitoring adoption among physicians: question-naire study and path model ［J］. Journal of Medical Internet Research, 2012, 14（6）: e183.

［38］ KATZ J E, RICE R E. Public views of mobile medical devices and serv-ices: a US national survey of consumer sentiments towards RFID health-care technology ［J］. International Journal of Medical Informatics, 2009, 78（2）: 104 – 114.

［39］ THOMPSON L A, ERIK B, PATRICK D W, et al. Protected health information on social networking sites: ethical and legal considerations [J]. Journal of Medical Internet Research, 2011, 13(1): e8.

[40] MCKNIGHT D H, LANKTON N, TRIPP J. Social networking information disclosure and continuance intention: a disconnect [C]. Proceedings of the Proceedings of the Annual Hawaii International Conference on System Sciences, 2011.

[41] LEE B, KWON O, LEE I, et al. Companionship with smart home devices: the impact of social connectedness and interaction types on perceived social support and companionship in smart homes [J]. Computers in Human Behavior, 2017, 75: 922 – 934.

[42] SUN Y, WANG N, SHEN X L, et al. Location information disclosure in location-based social network services: privacy calculus, benefit structure, and gender differences [J]. Computers in Human Behavior, 2015, 52: 278 – 292.

[43] SHIN D H. The effects of trust, security and privacy in social networking: a security-based approach to understand the pattern of adoption [J]. Interacting with Computers, 2010, 22(5): 428 – 438.

[44] 王利明. 论个人信息权的法律保护——以个人信息权与隐私权的界分为中心 [J]. 现代法学, 2013, 35 (4): 62 – 72.

[45] 邓刚宏. 大数据权利属性的法律逻辑分析——兼论个人数据权的保护路径 [J]. 江海学刊, 2018, (6): 144 – 150.

[46] 李晓宇. 权利与利益区分视点下数据权益的类型化保护 [J]. 知识产权, 2019, (3): 50 – 63.

[47] 吴伟光. 大数据技术下个人数据信息私权保护论批判 [J]. 政治与法律, 2016, (7): 116 – 132.

[48] 张新宝. 从隐私到个人信息: 利益再衡量的理论与制度安排 [J]. 中国法学, 2015, (3): 39 – 60.

[49] WOODWARD B. Medical record confidentiality and data collection: current dilemmas [J]. Journal of Law Medicine & Ethics, 1997, 25 (2~3): 88 – 97.

[50] REGIDOR E. The use of personal data from medical records and biologi-

cal materials: ethical perspectives and the basis for legal restrictions in health research [J]. Social Science & Medicine, 2004, 59 (9): 1975 – 1984.

[51] RODWIN M A. Patient data: property, privacy & the public interest [J]. American Journal of Law & Medicine, 2010, 36 (4): 586 – 618.

[52] 李丽峰, 李岩. 人格权: 从传统走向现代——理论与实务双重视角 [M]. 中国法制出版社, 2007.

[53] MURSALEEN L R, STAMFORD J A, JONES D A, et al. Attitudes towards data collection, ownership and sharing among parkinson's disease patients [J]. Journal of Parkinsons Disease, 2017, 7 (3): 1 – 9.

[54] AKHLAQ A, SHEIKH A, PAGLIARI C. Defining health information exchange: scoping review of published definitions [J]. Journal of Innovation in Health Informatics, 2016, 23 (4): 684 – 764.

[55] LI T, SLEE T. The effects of information privacy concerns on digitizing personal health records [J]. Journal of the Association for Information Science and Technology, 2014, 65 (8): 1541 – 1554.

[56] BEN – ASSULI O. Electronic health records, adoption, quality of care, legal and privacy issues and their implementation in emergency departments [J]. Health Policy, 2015, 119 (3): 287 – 297.

[57] 徐志杰, 蔡博宇, 常富强, 等. 互联网用户对在线医疗服务的隐私敏感性及安全认知状况的调查与伦理对策 [J]. 中国医学伦理学, 2017, 30 (1): 9 – 14.

[58] 马诗诗, 于广军, 陈敏, 等. 患者医疗健康数据开放与隐私保护的问卷调查研究 [J]. 中国卫生信息管理杂志, 2019, 16 (2): 226 – 231.

[59] 康红艳, 朱媛媛, 何婷. 家长对儿童医疗信息隐私保护的认知调查 [J]. 预防医学, 2019, 31 (1): 94 – 96.

[60] 朱姝, 胡庆澧, 沈铭贤, 等. "保护基因隐私, 防止基因歧视" 调查与分析 [J]. 医学与哲学 (A), 2013, 34 (1): 34 – 36.

[61] AWAD N F, KRISHNAN M S. The personalization privacy paradox: an

empirical evaluation of information transparency and the willingness to be profiled online for personalization [J]. MIS Quarterly: Management Information Systems, 2006, 30(1): 13 – 28.

[62] XU H, LUO X, CARROLL J M, et al. The personalization privacy paradox: an exploratory study of decision making process for location-aware marketing [J]. Decision Support Systems, 2011, 51 (1): 42 – 52.

[63] BARTH S, DE JONG M D T. The privacy paradox—investigating discrepancies between expressed privacy concerns and actual online behavior—a systematic literature review [J]. Telematics and Informatics, 2017, 34 (7): 1038 – 1058.

[64] YAZAN A, YONG W, RAJ N. Big data lifecycle: threats and security model [C]. 21st Americas Conference on Information systems, 2015.

[65] FANG R, POUYANFAR S, YANG Y, et al. Computational health informatics in the big data age: a survey [J]. Acm Computing Surveys, 2016, 49(1): 1 – 36.

[66] XU L, JIANG C, WANG J, et al. Information security in big data: privacy and data mining [J]. Information Security in Big Data: Privacy and Data Mining, 2014, (2): 1149 – 1176.

[67] XU K, YUE H, GUO Y, et al. Privacy-preserving machine learning algorithms for big data systems [C]. IEEE 35th International Conference on Distributed Systems, 2015.

[68] WU P – Y, CHENG C – W, KADDI C D, et al. – Omic and electronic health record big data analytics for precision medicine [J]. IEEE Transactions on Biomedical Engineering, 2017, 64(2): 263 – 273.

[69] WEITZMAN E R, KACI L, MANDL K D. Acceptability of a personally controlled health record in a community-based setting: implications for policy and design [J]. Journal of Medical Internet Research, 2009, 11 (2): e14.

[70] WEI L, ZHU H, CAO Z, et al. Security and privacy for storage and computation in cloud computing [J]. Information Sciences, 2014, 258

（10）：371 – 386.

[71] THIEME E. Privacy, security, and confidentiality: toward trust [C] // DIXON B E. Health Information Exchange: Navigating and Managing a Network of Health Information Systems. Amsterdam: Elsevier Inc, 2016: 91 – 104.

[72] DE LA TORRE DIEZ I, COSGAYA H M, GARCIA – ZAPIRAIN B, et al. Big data in health: a literature review from the year 2005 [J]. Journal of Medical Systems, 2016, 40(9): 209 – 209.

[73] WANG T, DUONG T D, CHEN C C. Intention to disclose personal information via mobile applications: a privacy calculus perspective [J]. International Journal of Information Management, 2016, 36(4): 531 – 542.

[74] GUTIERREZ A, O'LEARY S, RANA N P, et al. Using privacy calculus theory to explore entrepreneurial directions in mobile location-based advertising: identifying intrusiveness as the critical risk factor [J]. Computers in Human Behavior, 2019, 95: 295 – 306.

[75] DINEV T, HART P. An extended privacy calculus model for e-commerce transactions [J]. Information Systems Research, 2006, 17 (1): 61 – 80.

[76] DINEV T, BELLOTTO M, HART P, et al. Privacy calculus model in ecommerce—a study of Italy and the United States [J]. European Journal of Information Systems, 2006, 15(4): 389 – 402.

[77] DINEV T, ALBANO V, XU H, et al. Individuals' attitudes towards electronic health records: a privacy calculus perspective [C] // GOPTA A, PATEL V L, GREENES R A, Advances in Healthcare Informatics and Analytics. Cham: Springer, 2016: 19 – 50.

[78] GAO Y, LI H, LUO Y. An empirical study of wearable technology acceptance in healthcare [J]. Industrial Management & Data Systems, 2015, 115 (9): 1704 – 1723.

[79] CULNAN M J. "How did they get my name?": an exploratory investigation of consumer attitudes toward secondary information use [J]. Mis

Quarterly, 1993, 17(3): 341 – 361.

[80] SMITH H J, MILBERG S J, BURKE S J. Information privacy: measuring individuals' concerns about organizational practices [J]. Mis Quarterly, 1996, 20(2): 167 – 195.

[81] CULNAN M J, ARMSTRONG P K. Information privacy concerns, procedural fairness, and impersonal trust: an empirical investigation [J]. Organization science, 1999, 10(1): 104 – 115.

[82] STEWART K A, SEGARS A H. An empirical examination of the concern for information privacy instrument [J]. Information Systems Research, 2002, 13(1): 36 – 49.

[83] MALHOTRA N K, KIM S S, AGARWAL J. Internet users' information privacy concerns (IUIPC): the construct, the scale, and a causal model [J]. Information Systems Research, 2004, 15(4): 336 – 355.

[84] BäCK E, WIKBLAD K. Privacy in hospital [J]. Journal of Advanced Nursing, 1998, 27(5): 940 – 945.

[85] BANSAL G, ZAHEDI F, GEFEN D. The impact of personal dispositions on information sensitivity, privacy concern and trust in disclosing health information online [J]. Decision Support Systems, 2010, 49(2): 138 – 150.

[86] GAYLIN D S, MOIDUDDIN A, MOHAMOUD S, et al. Public attitudes about health information technology, and its relationship to health care quality, costs, and privacy [J]. Health Services Research, 2011, 46(3): 920 – 938.

[87] ROTHSTEIN M A. Debate over patient privacy control in electronic health records [R]. Hastings Center, Bioethics Forum, 2011.

[88] SHIN D H. Ubiquitous computing acceptance model: end user concern about security, privacy and risk [J]. International Journal of Mobile Communications, 2010, 8(2): 169 – 186.

[89] MURDOCH T B, DETSKY A S. The inevitable application of big data to health care [J]. Journal of the American Medical Association, 2013, 309(13): 1351 – 1352.

[90] SHEN N, BERNIER T, SEQUEIRA L, et al. Understanding the patient privacy perspective on health information exchange: a systematic review [J]. International Journal of Medical Informatics, 2019, 125: 1 – 12.

[91] RUDIN R S, MOTALA A, GOLDZWEIG C L, et al. Usage and effect of health information exchange: a systematic review [J]. Annals of Internal Medicine, 2014, 161(11): 803 – 811.

[92] PERLIN J B. Health information technology interoperability and use for better care and evidence [J]. Journal of the American Medical Association, 2016, 316(16): 1667 – 1668.

[93] SMITH H J, MILBERG S J, BURKE S J. Information privacy: measuring individuals' concerns about organizational practices [J]. MIS Quarterly: Management Information Systems, 1996, 20 (2): 167 – 195.

[94] SANKAR P, MORAN S, MERZ J F, et al. Patient perspectives on medical confidentiality: a review of the literature [J]. Journal of General Internal Medicine, 2003, 18(8): 659 – 669.

[95] CHHANABHAI P, HOLT A. Consumers are ready to accept the transition to online and electronic records if they can be assured of the security measures [J]. MedGenMed Medscape General Medicine, 2007, 9 (1): 8.

[96] EMANI S, YAMIN C K, PETERS E, et al. Patient perceptions of a personal health record: a test of the diffusion of innovation model [J]. Journal of Medical Internet Research, 2012, 14(6): e150.

[97] ADJERID I, ACQUISTI A, TELANG R, et al. The impact of privacy regulation and technology incentives: the case of health information exchanges [J]. Management Science, 2016, 62(4): 1042 – 1063.

[98] WALKER D M, JOHNSON T, FORD E W, et al. Trust me, i'm a doctor: examining changes in how privacy concerns affect patient withholding behavior [J]. Journal of Medical Internet Research, 2017, 19 (1): e2.

［99］ PATEL V，BECKJORD E，MOSER R P，et al. The role of health care experience and consumer information efficacy in shaping privacy and security perceptions of medical records：national consumer survey results ［J］. Journal of Medical Internet Research ，2015，3（2）：e14.

［100］ 马诗诗，于广军，崔文彬. 区域卫生信息化环境下健康医疗大数据共享应用思考与建议 ［J］. 中国数字医学，2018，13（4）：11 - 13，25.

［101］ WOODWARD B. Introduction：medical record confidentiality and data collection ［J］. Journal of Law Medicine & Ethics，1997，25（2～3）：85 - 87.

［102］ KUPERMAN G J. Health-information exchange：why are we doing it，and what are we doing? ［J］. Journal of the American Medical Informatics Association，2011，18（5）：678 - 682.

［103］ CAMPOS - CASTILLO C，ANTHONY D L. The double-edged sword of electronic health records：implications for patient disclosure ［J］. Journal of the American Medical Informatics Association，2014，22（e1）：e130 - e140.

［104］ HERSH W，TOTTEN A，EDEN K，et al. Health information exchange ［R］. Health Information Exchange，2015，

［105］ GAJANAYAKE R，IANNELLA R，SAHAMA T. Consumer acceptance of accountable-eHealth systems ［J］. Studies in Health Technology and Informatics，2014，205：980 - 984.

［106］ KIM K K，JOSEPH J G，OHNO - MACHADO L. Comparison of consumers' views on electronic data sharing for healthcare and research ［J］. Journal of the American Medical Informatics Association，2015，22（4）：821 - 830.

［107］ TURKINGTON R C. Medical record confidentiality law，scientific research，and data collection in the information age ［J］. Journal of Law Medicine & Ethics，2010，25（2～3）：113 - 129.

［108］ HOLM S，PLOUG T. Big data and health research—the governance challenges in a mixed data economy ［J］. Journal of Bioethical Inquiry，

2017, 14 (4): 515 – 525.

[109] SIMKEVITZ H. Why privacy matters in health care delivery: a value proposition [C] //Proceedings of the CONGRESS 2009 – 2009 World Congress on Privacy, Security, Trust and the Management of e-Business. Washington, DC: IEEE Computer Society, 2009: 193 – 201.

[110] SHAW N T, KULKARNI A, MADOR R L. Patients and health care providers' concerns about the privacy of electronic health records: a review of the literature [J]. Electronic Journal of Health Informatics, 2011, 6 (1).

[111] 颜延, 秦兴彬, 樊建平, 等. 医疗健康大数据研究综述 [J]. 科研信息化技术与应用, 2014, (6): 3 – 16.

[112] KUME N, KOBAYASHI S, ARAKI K, et al. Privacy policy implementation on the nation-wide EHR in Japan for hospitals and patients [J]. Studies in Health Technology and Informatics, 2017, 245: 1305.

[113] WRIGHT A, AARON S, BATES D W. The big phish: cyberattacks against U. S. healthcare systems [J]. Journal of General Internal Medicine, 2016, 31(10): 1115 – 1118.

[114] WESTFALL J M. Rural health more than just "big data" [J]. Journal of Acquired Immune Deficiency Syndromes, 2017, 74 (3): e84 – e85.

[115] VODICKA E, MEJILLA R, LEVEILLE S G, et al. Online access to doctors' notes: patient concerns about privacy [J]. Journal of Medical Internet Research, 2013, 15(9): e208.

[116] HASSEY A. Response of health and social care information centre to article on access to patient data [J]. British Medical Journal, 2015, 351: h5820.

[117] GEHRING S, EULENFELD R. German medical informatics initiative: unlocking data for research and health care [J]. Methods of Information in Medicine, 2018, 57 (S 01): e46 – e49.

[118] GAO X, XU J, SORWAR G, et al. Implementation of e-health record

systems and e-medical record systems in China [J]. International Technology Management Review, 2013, 3(2): 127 – 139.

[119] ZHAN H J, ZHANG W. Cloud storage-based medical data integration technology [J]. Advances in Computer Science and Its Applications, 2014, 279: 1097 – 1102.

[120] SHI C, LIU H T, HUI P, et al. Current electronic medical record in China [C]. Proceedings of the Computer Software and Applications Conference Workshops, 2014.

[121] 李新超, 孟月莉, 刘女煌, 等. 我国电子病历的应用现状 [J]. 中华医学图书情报杂志, 2016, 25 (8): 15 – 18, 61.

[122] SHAFER J, RIXNER S, COX A L. The Hadoop distributed filesystem: balancing portability and performance [C]. Proceedings of the ISPASS 2010 – IEEE International Symposium on Performance Analysis of Systems and Software, 2010.

[123] YANG C, LIN W, LIU M. A novel triple encryption scheme for hadoop-based cloud data security [C]. 4th International Conference on Emerging Intelligent Data and Web Technologies, 2013.

[124] SAMARATI P, PROTECTING S L. Privacy when disclosing information: k-anonymity and its enforcement through generalization and suppression [Z]. Technical Report SRI – CSL – 98 – 04, SRI Computer Science Laboratory, 1998.

[125] SWEENEY L. Achieving k-anonymity privacy protection using generalization and suppression [J]. International Journal of Uncertainty, Fuzziness and Knowledge-Based Systems, 2002, 10 (5): 571 – 588.

[126] SWEENEY L. K-anonymity: a model for protecting privacy [J]. International Journal of Uncertainty, Fuzziness and Knowledge-Based Systems, 2002, 10 (5): 557 – 570.

[127] SPRUILL N L. The confidentiality and analytic usefulness of masked business microdata [J]. Proceedings of the Section on Survey Research Methods, 1983, 602 – 607.

[128] YU Y, XUE L, AU M H, et al. Cloud data integrity checking with an

identity-based auditing mechanism from RSA ［J］. Future Generation Computer Systems, 2016, 62: 85 - 91.

［129］ BECK E J, GILL W, DE LAY P R. Protecting the confidentiality and security of personal health information in low-and middle-income countries in the era of SDGs and Big Data ［J］. Global Health Action, 2016, 9 (1): 1 - 7.

［130］ DINOV I D. Volume and value of big healthcare data ［J］. Journal of Medical Statistics and Informatics, 2016, 4 (1): 3.

［131］ ABOUELMEHDI K, BENI - HESSANE A, KHALOUFI H. Big healthcare data: preserving security and privacy ［J］. Journal of Big Data, 2018, 5 (1): 1.

［132］ JAIN P, GYANCHANDANI M, KHARE N. Big data privacy: a technological perspective and review ［J］. Journal of Big Data, 2016, 3 (1): 25.

［133］ LIYANAGE H, DE LUSIGNAN S, LIAW S T, et al. Big Data Usage Patterns in the Health Care Domain: A Use Case Driven Approach Applied to the Assessment of Vaccination Benefits and Risks. Contribution of the IMIA Primary Healthcare Working Group ［J］. Yearbook of medical informatics, 2014, 9: 27 - 35.

［134］ SZLEZáK N, EVERS M, WANG J, et al. The role of big data and advanced analytics in drug discovery, development, and commercialization ［J］. Clinical Pharmacology and Therapeutics, 2014, 95 (5): 492 - 495.

［135］ ARIMA H. Utilizing big data for public health ［J］. Journal of Epidemiology, 2016, 26 (3): 105.

［136］ STOKES L B, ROGERS J W, HERTIG J B, et al. Big data: implications for health system pharmacy ［J］. Hospital pharmacy, 2016, 51 (7): 599 - 603.

［137］ STEWART R, DAVIS K. 'Big data' in mental health research: current status and emerging possibilities ［J］. Social Psychiatry and Psychiatric Epidemiology, 2016, 51 (8): 1055 - 1072.

[138] TAGLANG G, JACKSON D B. Use of big data in drug discovery and clinical trials [J]. Gynecologic Oncology, 2016, 141 (1): 17 – 23.

[139] CANO I, TENYI A, VELA E, et al. Perspectives on Big Data applications of health information [J]. Current Opinion in Systems Biology, 2017, 3: 36 – 42.

[140] SOROUSHMEHR S M R, NAJARIAN K. Transforming big data into computational models for personalized medicine and health care [J]. Dialogues in Clinical Neuroscience, 2016, 18 (3): 339 – 343.

[141] 李晓洁, 丛亚丽. 从 "谷歌流感趋势" 预测谈健康医疗大数据伦理 [J]. 医学与哲学, 2019, 40 (14): 5 – 8.

[142] 黄小龙, 罗旭, 汪鹏, 等. 医院大数据应用影响因素分析与对策研究 [J]. 中国医院管理, 2018, 38 (3): 61 – 63, 69.

[143] PEEK N, HOLMES J H, SUN J. Technical challenges for big data in biomedicine and health: data sources, infrastructure, and analytics [J]. Yearbook of Medical Informatics, 2014, 9: 42 – 47.

[144] MOHAMMED E A, FAR B H, NAUGLER C. Applications of the MapReduce programming framework to clinical big data analysis: current landscape and future trends [J]. BioData Mining, 2014, 7 (1).

[145] RAGHUPATHI W, RAGHUPATHI V. Big data analytics in healthcare: promise and potential [J]. Health Information Science and Systems, 2014, 2 (1): 3.

[146] ZHOU H, WEN Q. Data security accessing for HDFS based on Attribute-Group in cloud computing [C]. International Conference on Logistics, Engineering, Management and Computer Science, 2014.

[147] SOMU N, GANGAA A, SHANKAR SRIRAM V S. Authentication service in hadoop using one time pad [J]. Indian Journal of Science and Technology, 2014, 7: 56 – 62.

[148] SEDAYAO J, BHARDWAJ R, GORADE N. Making big data, privacy, and anonymization work together in the enterprise: experiences and issues [C]. 2014 IEEE International Congress on Big Data, 2014.

[149] HE K Y, GE D, HE M M. Big data analytics for genomic medicine [J]. International Journal of Molecular Sciences, 2017, 18 (2): 412.

[150] WANG Z. Data integration of electronic medical record under administrative decentralization of medical insurance and healthcare in China: a case study [J]. Israel Journal of Health Policy Research, 2019, 8 (1): 24.

[151] WANG Y, KUNG L, WANG W Y C, et al. An integrated big data analytics-enabled transformation model: application to health care [J]. Information and Management, 2018, 55 (1): 64 – 79.

[152] WANG Y, HAJLI N. Exploring the path to big data analytics success in healthcare [J]. Journal of Business Research, 2017, 70: 287 – 299.

[153] MAIA A T, SAMMUT S J, JACINTA – FERNANDES A, et al. Big data in cancer genomics [J]. Current Opinion in Systems Biology, 2017, 4: 78 – 84.

[154] AMIRIAN P, LOGGERENBERG F V, LANG T, et al. Using big data analytics to extract disease surveillance information from point of care diagnostic machines [J]. Pervasive and Mobile Computing, 2017, 42: 470 – 486.

[155] SWAIN A K. Mining big data to support decision making in healthcare [J]. Journal of Information Technology Case and Application Research, 2016, 18 (3): 141 – 154.

[156] WOTTRICH V M, VAN REIJMERSDAL E A, SMIT E G. The privacy trade-off for mobile app downloads: the roles of app value, intrusiveness, and privacy concerns [J]. Decision Support Systems, 2018, 106: 44 – 52.

[157] TANG J H, LIN Y J. Websites, data types and information privacy concerns: a contingency model [J]. Telematics and Informatics, 2017, 34 (7): 1274 – 1284.

[158] TERZI D S, TERZI R, SAGIROGLU S. A survey on security and pri-

vacy issues in big data［C］. 2015 10th International Conference for Internet Technology and Secured Transactions，2016.

［159］FILKINS B L，KIM J Y，ROBERTS B，et al. Privacy and security in the era of digital health：what should translational researchers know and do about it?［J］. American Journal of Translational Research，2016，8（3）：1560 – 1580.

［160］HSU C L，LIN J C C. An empirical examination of consumer adoption of internet of things services：network externalities and concern for information privacy perspectives［J］. Computers in Human Behavior，2016，62：516 – 527.

［161］HUTCHEON M L. The government does not take an oath of privacy［J］. American Journal of Therapeutics，2015，22（4）：318 – 319.

［162］FELDMAN B，MARTIN E M，SKOTNES T. Big data in healthcare-hype and hope［J］. Business Development for Digital Health，2012，（1）：122 – 125.

［163］WANG Y，KUNG L，BYRD T A. Big data analytics：understanding its capabilities and potential benefits for healthcare organizations［J］. Technological Forecasting and Social Change，2018，126：3 – 13.

［164］DIMITROV D V. Medical internet of things and big data in healthcare［J］. Healthcare Informatics Research，2016，22（3）：156 – 163.

［165］KIM J. Big data，health informatics，and the future of cardiovascular medicine［J］. Journal of the American College of Cardiology，2017，69（7）：899 – 902.

［166］KRUSE C S，GOSWAMY R，RAVAL Y，et al. Challenges and opportunities of big data in health care：a systematic review［J］. JMIR Medical Informatics，2016，4（4）：e38.

［167］DOWNING N S，CLONINGER A，VENKATESH A K，et al. Describing the performance of U. S. hospitals by applying big data analytics［J］. PLoS ONE，2017，12（6）：e0179603.

［168］黄小龙，罗旭，汪鹏，等. 综合医院大数据应用需求调查与分析［J］. 中国医院管理，2018，38（1）：69 – 71，74.

［169］ 苗泽一．大数据医疗的应用风险与法律规制研究［J］．东南大学学报（哲学社会科学版），2019，21（5）：87-95，147．

［170］ MESKó B，HETéNYI G，GYÖRFFY Z. Will artificial intelligence solve the human resource crisis in healthcare?［J］. BMC Health Services Research，2018，18（1）：545．

［171］ RABBANI M，KANEVSKY J，KAFI K，et al. Role of artificial intelligence in the care of patients with non-small cell lung cancer［J］. European Journal of Clinical Investigation，2018，22（1）：196-204．

［172］ SPYROPOULOS B，TZAVARAS A，BOTSIVALY M，et al. Ensuring the continuity of care of cardiorespiratory diseases at home. Monitoring equipment and medical data exchange over semantically annotated web services［J］. Methods of Information in Medicine，2010，49（2）：156-160．

［173］ 贡欣扬，苏婷，杨崑，等．我国远程医疗发展现状调查研究［J］．中国卫生信息管理杂志，2015，12（2）：160-164．

［174］ 董天舒，张梅奎．健康中国战略背景下医院远程医疗的发展探索［J］．中国数字医学，2018，13（9）：52-53．

［175］ 马学华，王超，张楠，等．门诊患者复诊流程再造［J］．解放军医院管理杂志，2017，24（7）：626-628．

［176］ 程雨，姜勇．对互联网医院发展现状的思考［J］．中国现代医药杂志，2017，19（2）：99-100．

［177］ 王军永，刘霞，陈和利，等．江西省残疾人康复医疗服务和救助需求调查［J］．中国康复医学杂志，2011，26（1）：60-64，71．

［178］ 杨旋，周庆利．基于省级妇产科医院的远程胎心监测平台设计与应用［J］．中国数字医学，2017，12（5）：47-49．

［179］ JIANG F，JIANG Y，ZHI H，et al. Artificial intelligence in healthcare：past，present and future［J］. Stroke & Vascular Neurology，2017，2（4）：230-243．

［180］ KOPANITSA G. Integration of hospital information and clinical decision support systems to enable the reuse of electronic health record data［J］.

Methods of Information in Medicine, 2017, 56 (3): 238 – 247.

[181] 杨咪, 杨小丽, 封欣蔚, 等. 对精准医疗发展热潮的冷思考 [J]. 卫生经济研究, 2017, (2): 19 – 22.

[182] WILSON J S, SHEPHERD D C, ROSENMAN M B, et al. Identifying risk factors for healthcare-associated infections from electronic medical record home address data [J]. International Journal of Health Geographics, 2010, 9 (1): 47.

[183] 赵自雄, 史倩楠, 马家奇. 公共卫生大数据应用实例与发展建议 [J]. 中国卫生信息管理杂志, 2017, 14 (5): 655 – 659.

[184] 张翼鹏, 黄竹青, 陈敏. 公共卫生大数据应用模式探讨 [J]. 中国数字医学, 2019, 14 (1): 33 – 35.

[185] PANETHPOLLAK R, SCHILLINGER J A, BORRELLI J M, et al. Using STD electronic medical record data to drive public health program decisions in New York City [J]. American Journal of Public Health, 2010, 100 (4): 586 – 590.

[186] GONZáLEZ – FERRER A, PELEG M, VERHEES B, et al. Data integration for clinical decision support based on open EHR archetypes and HL7 virtual medical record [C] // LENZ R, MIKSCH S, PELEG M, et al. Process Support and Knowledge Representation in Health Care. Heidelberg: Springer, 2013: 71 – 84.

[187] 牟燕, 何有琴, 吴敏. 中国健康医疗大数据研究综述——基于期刊论文的分析 [J]. 医学与哲学, 2018, 39 (11B): 57 – 60.

[188] SCOTT P J, BROWN A, FRIEDMAN C, et al. Improving the science of health informatics by using validated instruments and outcome measures [J]. Medical Informatics Europe, 2014, 3 – 5.

[189] ROSKI J, BOLINN G W, ANDREWS T A. Creating value in health care through big data: opportunities and policy implications [J]. Health Affairs, 2014, 33 (7): 1115 – 1122.

[190] BELLAZZI R, DAGLIATI A, SACCHI L, et al. Big data technologies: new opportunities for diabetes management [J]. Journal of Diabetes Science and Technology, 2015, 9 (5): 1119 – 1125.

［191］ FLAUMENHAFT Y，BEN – ASSULI O. Personal health records，global policy and regulation review ［J］. Health Policy，2018，122 (8)：S0168851018301325.

［192］ 谭敏，陈迎春，张研，等. 基于 Agent 建模仿真医保政策调整对北京市高血压住院患者就医选择和医保基金流向的影响 ［J］. 中国卫生经济，2019，38 (2)：17 – 20.

［193］ 王明慧，陆广春. 不同政府外包模式下大病医疗保险服务满意度及影响因素研究 ［J］. 中国全科医学，2019，22 (19)：2319 – 2324.

［194］ 李海明，徐颢毓. 医保政策能否促进分级诊疗的实现：基于医疗需求行为的实证分析 ［J］. 经济社会体制比较，2018，(1)：28 – 35.

［195］ 房文通，戴惠珍，张吉. 南京地区医保新增抗感染药物利用分析及医保支付费用预测 ［J］. 中国抗生素杂志，2018，43 (10)：1305 – 1311.

［196］ 杨玉霞，臧素洁，冷安丽，等. 以 5 种癌症患者住院费用为例探讨其药占比及医保支付 ［J］. 山东大学学报 (医学版)，2019，57 (4)：113 – 118.

［197］ 侯准科，王仲阳，刘强，等. 河南省城市公立医院医疗服务价格改革实践与体会 ［J］. 中国卫生经济，2019，38 (8)：75 – 77.

［198］ 郭鑫鑫，王海燕. 大数据背景下基于数据众包的健康数据共享平台商业模式构建 ［J］. 管理评论，2019，31 (7)：56 – 64.

［199］ 苏燕，李祯祺，徐萍. 健康大数据产业发展态势分析 ［J］. 竞争情报，2017，13 (3)：26 – 32.

［200］ ARCHER N，FEVRIER – THOMAS U，LOKKER C，et al. Personal health records：a scoping review ［J］. Journal of the American Medical Informatics Association，2011，18 (4)：515 – 522.

［201］ SCHWARTZ P M. Privacy and the economics of personal health care information ［J］. Texas Law Review，1997，76 (1)：1 – 75.

［202］ ADJERID I，ACQUISTI A，TELANG R，et al. The impact of privacy regulation and technology incentives：the case of health information exchanges [J]. Management Science, 2016, 62 (4): 1042 – 1063.

[203] DE P C, FRANCETIC I. E-health in switzerland: the laborious adop-
tion of the federal law on electronic health records (EHR) and health
information exchange (HIE) networks [J]. Health Policy, 2018,
122 (2): 69 – 74.

[204] MA R. The case for public ownership of patient data [J]. Journal of the
American Medical Association, 2009, 302 (1): 86 – 88.

[205] STEARNS P V. Access to and cost of reproduction of patient medical
records: a comparison of state laws [J]. Journal of Legal Medicine,
2000, 21 (1): 79 – 108.

[206] MILLER A R, TUCKER C E. Privacy protection, personalized medi-
cine, and genetic testing [J]. Management Science, 2017, 64
(10): 4648 – 4668.

[207] SHIN D H. Conceptualizing and measuring quality of experience of the
internet of things: exploring how quality is perceived by users [J].
Information and Management, 2017, 54 (8): 998 – 1011.

[208] SHIN D, HWANG Y. Integrated acceptance and sustainability evalua-
tion of internet of medical things: a dual-level analysis [J]. Internet
Research, 2017, 27 (5): 1227 – 1254.

[209] KOYDEMIR H C, OZCAN A. Wearable and implantable sensors for
biomedical applications [J]. Annual Review of Analytical Chemistry,
2018, 11 (1): 127 – 146.

[210] PATEL S, PARK H, BONATO P, et al. A review of wearable sensors
and systems with application in rehabilitation [J]. Journal of Neuro-
Engineering and Rehabilitation, 2012, 9 (1): 21.

[211] JUNG K, PARK S, PARK S. Hiding a needle in a haystack: privacy
preserving apriori algorithm in Map Reduce framework [C]. 1st Inter-
national Workshop on Privacy and Secuirty of Big Data, 2014.

[212] DOHR A, MODREOPSRIAN R, DROBICS M, et al. The internet of
things for ambient assisted living [C]. Seventh International Confer-
ence on Information Technology: New Generations, 2010.

［213］ BILTEKOFF C. The terror within：obesity in post 9/11 U. S. life ［J］. American Studies，2007，48（3）：29－48.

［214］ DELBANCO T，WALKER J，BELL S K，et al. Inviting patients to read their doctors' notes：a quasi-experimental study and a look ahead ［J］. Annals of Internal Medicine，2012，157（7）：461－470.

［215］ MURDOCH T B，DETSKY A S. The inevitable application of big data to health care ［J］. The Journal of the American Medical Association，2013，309（13）：1351－1352.

［216］ 胡建昆，陈心足，李幼平，等. 第三讲：循证外科的实践与探索 ［J］. 医学与哲学，2006，27（8B）：79－80.

［217］ BELLE A，THIAGARAJAN R，SOROUSHMEHR S M R，et al. Big data analytics in healthcare ［J］. BioMed Research International，2015：370194.

［218］ AL－JUMEILY D，HUSSAIN A，MALLUCCI C，et al. Applied Computing in Medicine and Health ［M］. San Francisco：Morgan Kaufmann Publishers Inc. ，2015.

［219］ BATES D W，SARIA S，OHNO－MACHADO L，et al. Big data in health care：using analytics to identify and manage high-risk and high-cost patients ［J］. Health Affairs，2014，33（7）：1123－1131.

［220］ 托普 E. 颠覆医疗：大数据时代的个人健康革命 ［M］. 张南，魏薇，何雨师译. 北京：电子工业出版社，2014.

［221］ SCHIFF G D，VOLK L A，VOLODARSKAYA M，et al. Screening for medication errors using an outlier detection system ［J］. Journal of the American Medical Informatics Association，2017，24（2）：281－287.

［222］ 陈浩，齐德广，周来新，等. 临床研究的"第四范式"——生物大数据时代的临床研究管理模式创新 ［J］. 中华医学科研管理杂志，2017，30（4）：241－243，254.

［223］ 殷亦超，何萍，高炬，等. 基于临床大数据的慢性心力衰竭疗效评价研究 ［J］. 科学技术创新，2018，（18）：33－34.

［224］ PRASSER F，KOHLBACHER O，MANSMANN U，et al. Data integration for future medicine （DIFUTURE）［J］. Methods of information in medicine，2018，57（S 01）：e57 - e65.

［225］COLLINS B. Big data and health economics：strengths，weaknesses，opportunities and threats［J］. PharmacoEconomics，2016，34（2）：101 - 106.

［226］刘军，尹彤，陈韵岱. 大数据分析在心血管疾病防治中的应用［J］. 中华心血管病杂志，2017，45（10）：832 - 836.

［227］陈琳，李旭东，瞿红鹰，等. 大数据在职业病防治工作中的开发与应用［J］. 中国职业医学，2017，44（4）：469 - 472.

［228］YOMTOV E，GABRILOVICH E. Postmarket drug surveillance without trial costs：discovery of adverse drug reactions through large-scale analysis of web search queries［J］. Journal of Medical Internet Research，2013，15（6）：e124.

［229］FREIFELD C C，BROWNSTEIN J S，MENONE C M，et al. Digital drug safety surveillance：monitoring pharmaceutical products in Twitter［J］. Drug Safety，37（5）：343 - 350.

［230］MYERS S R，CARR B G，BRANAS C C. Uniting big health data for a national learning health system in the United States［J］. JAMA Pediatrics，2016，170（12）：1133 - 1134.

［231］袁素维，刘燕，朱建征，等. 我国医保支付方式改革的有效性边界研究［J］. 中国卫生政策研究，2018，11（9）：24 - 27.

［232］刘文凤，玄桂英，韩梅，等. 基本医保支付方式内在逻辑关系与改革路径选择［J］. 中国卫生事业管理，2018，35（10）：737 - 739，747.

［233］顾昕. 中国新医改的新时代与国家医疗保障局面临的新挑战［J］. 学海，2019，（1）：106 - 115.

［234］杨燕绥，胡乃军，陈少威. 中国实施 DRGs 的困境和路径［J］. 中国医疗保险，2013，（5）：21 - 23.

［235］MACEDONIA C R，JOHNSON C T，RAJAPAKSE I. Advanced research and data methods in women's health：big data analytics，adaptive studies，and the road ahead［J］. Obstetrics and Gynecology，2017，129（2）：249 - 264.

[236] 高峰, 罗雪琼, 张建伟. 医院大数据平台建设及其在医疗行为监管中的应用 [J]. 中国医学装备, 2019, (3): 168 - 171.

[237] 谭颖, 郝红琳, 李延峰. 可穿戴设备在帕金森病慢病管理中的发展现状 [J]. 中国神经免疫学和神经病学杂志, 26 (1): 57 - 60.

[238] CHEN Y, GUZAUSKAS G F, GU C, et al. Precision health economics and outcomes research to support precision medicine: big data meets patient heterogeneity on the road to value [J]. Journal of Personalized Medicine, 2016, 6 (4): 20.

[239] 王忠, 殷建立. 大数据环境下个人数据隐私治理机制研究——基于利益相关者视角 [J]. 技术经济与管理研究, 2014, (8): 71 - 74.

[240] 国家卫生健康委统计信息中心. 全民健康信息化调查报告——区域卫生信息化与医院信息化 (2019) [M]. 北京: 人民卫生出版社. 2019.

[241] 朱彦, 徐俊, 朱玲, 等. 主要发达国家医疗健康大数据政策分析 [J]. 中华医学图书情报杂志, 2015, (10): 13 - 17, 59.

[242] COTTLE M, HOOVER W, KANWAL S, et al. Transforming health care through big data: strategies for leveraging big data in the health care industry [Z]. Institute for Health Technology Transformation, 2013.

[243] 安哲锋, 张鹏. 大数据背景下高校学生心理健康数据分析及反馈体系构建研究 [J]. 思想教育研究, 2016, (9): 93 - 96.

[244] 代涛. 健康医疗大数据发展应用的思考 [J]. 医学信息学杂志, 2016, (2): 2 - 8.

[245] OSTERWALDER A, PIGNEUR Y, OLIVEIRA M A - Y, et al. Business model generation: a handbook for visionaries, game changers and challengers [J]. African Journal of Business Management, 2011, 5 (7): 22 - 30.

[246] OSTERWALDER A, PIGNEUR Y, TUCCI C L. Clarifying business models: origins, present, and future of the concept [J]. Communications of the Association for Information Systems, 2005, 16 (1):

751 – 755.

［247］ OSTERWALDER A, PIGNEUR Y. Designing business models and similar strategic objects: the contribution of IS ［J］. Journal of the Association for Information Systems, 2012, 14 (5): 237 – 244.

［248］ LEYENS L, REUMANN M, MALATS N, et al. Use of big data for drug development and for public and personal health and care ［J］. Genetic Epidemiology, 2017, 41 (1): 51 – 60.

［249］ GORT M, KLEPPER S. Time paths in the diffusion of product innovations ［J］. Economic Journal, 1982, 92 (367): 630 – 653.

［250］ 刘月辉, 张文一, 米卫东, 等. 手术服务质量安全管理标准研究 ［J］. 中华医院管理杂志, 2018, 34 (12): 979 – 983.

［251］ 郑成艳. 推进医保结算制度改革 加强医保监督制约作用 ［J］. 中国卫生经济, 2018, 37 (7): 26 – 28.

［252］ 牟忠林, 王雅洁, 陈娟, 等. 健康大数据在医疗卫生领域中的应用及挑战 ［J］. 海南医学, 2017, (2): 173 – 176.

［253］ 常朝娣, 陈敏. 大数据时代医疗健康数据治理方法研究 ［J］. 中国数字医学, 2016, (9): 2 – 5.

［254］ GRINDLE M, KAVATHEKAR J, WAN D. A new era for the healthcare industry: cloud computing changes the game ［R］. Accenture, 2013.

［255］ 佚名. 健康医疗大数据将带来哪些 "健康红利" ——解读《关于促进和规范健康医疗大数据应用发展的指导意见》［J］. 中国科技产业, 2016, (7): 70 – 71.

［256］ 余德林, 高磊, 孙金海, 等. 大数据技术方法在健康管理中的应用 ［J］. 解放军医院管理杂志, 2016, (1): 44 – 48.

［257］ PYO J H, HONG S N, MIN B – H, et al. Evaluation of the risk factors associated with rectal neuroendocrine tumors: a big data analytic study from a health screening center ［J］. Journal of Gastroenterology, 2016, 51 (12): 1112 – 1121.

［258］ VAN STAA T – P, GOLDACRE B, BUCHAN I, et al. Big health data: the need to earn public trust ［J］. British Medical Journal, 2016,

354：i3636.

[259] 王黎洲. 健康大数据在公共卫生领域中的应用研究 [J]. 中国卫生标准管理，2016，（9）：1 - 2.

[260] LUXTON D D. An introduction to artificial intelligence in behavioral and mental health care [C] //LUXTOD D D. Artificial Intelligence in Behavioral and Mental Health Care. Amsterdam：Elsevier Inc，2015：1 - 26.

[261] 金昌晓，计虹，席韩旭，等. 大数据科研分析平台在临床医学研究中的应用探讨 [J]. 中国数字医学，2019，14（2）：37 - 39.

[262] CHEN M，HAO Y，HWANG K，et al. Disease prediction by machine learning over big data from healthcare communities [J]. IEEE Access，2017，5：8869 - 8879.

[263] MILLER A R，TUCKER C E. Encryption and the loss of patient data [J]. Journal of Policy Analysis and Management，2011，30（3）：534 - 556.

[264] 谷丽华，徐玲，孟群. 欧美国家健康信息隐私保护立法情况探析及对我国立法的启示 [J]. 中国卫生信息管理杂志，2013，（6）：520 - 524.

[265] ANCKER J S，MILLER M C，PATEL V，et al. Sociotechnical challenges to developing technologies for patient access to health information exchange data [J]. Journal of the American Medical Informatics Association，2014，21（4）：664 - 670.

[266] 阎娜，王伊龙，李子孝，等. 美国健康保险流通与责任法案对临床研究的影响 [J]. 中国卒中杂志，2011，（12）：49 - 52.

[267] 王雪乔. 论欧盟 GDPR 中个人数据保护与 "同意" 细分 [J]. 政法论丛，2019，（4）：136 - 146.

[268] NESS B R. Influence of the HIPAA privacy rule on health research [J]. The Journal of the American Medical Association，2007，298（18）：2164 - 2170.

[269] 刘抒悦，高上知，商瑾，等. 美国《健康保险携带和责任法案》中关于生物医学研究的规定及其影响？ [J]. 中国医学伦理学，

2016，（6）：1011 – 1014.

［270］ GILLESPIE G. DOUBLE – TEAM DATA ANALYTICS. Allina health boosts clinical operations with big data partner ［J］. Health Data Management, 2016, 24（3）：30 –31.

［271］ JOHNSON O A, HALL P S, HULME C. NETIMIS：dynamic simulation of health economics outcomes using big data ［J］. Pharmacoeconomics, 2016, 34（2）：107 –114.

［272］ FODEH S, ZENG Q. Mining big data in biomedicine and health care ［J］. Journal of Biomedical Informatics, 2016, 63：400 – 403.

［273］ 佟晓铭，朱润明. 浅析不同社会经济发展水平影响下的个人信息保护 ［J］. 学理论，（31）：141 – 144.

［274］ 吴伟光. 从隐私利益的产生和本质来理解中国隐私权制度的特殊性 ［J］. 当代法学，31（4）：50 – 63.

［275］ 张成林，陈晓云，樊民胜. 国内外广泛知情同意应用于"将来研究"的探讨 ［J］. 中国医学伦理学，2017，30（6）：760 – 764.

［276］ 葛丽明，马绍峰. 个人电子信息安全的法律保护问题 ［J］. 河北学刊，2014，（1）：165 – 168.

［277］ 李慧敏，王忠. 日本对个人数据权属的处理方式及其启示 ［J］. 科技与法律，2019，（4）：66 – 72.

［278］ KAPLAN B. How should health data be used?：privacy, secondary use, and big data sales ［J］. Cambridge Quarterly of Healthcare Ethics, 2016, 25（2）：312 – 329.

［279］ 张晨原. 数据匿名化处理的法律规制 ［J］. 重庆邮电大学学报：社会科学版，（6）：58 – 64.

［280］ 应飞虎. 食品安全有奖举报制度研究 ［J］. 社会科学，2013，（3）：81 – 87.

［281］ 章志远. 食品安全有奖举报制度之法理基础 ［J］. 北京行政学院学报，2013，（2）：89 – 92.

［282］ 乔德福. 群众举报腐败行为工作机制探究 ［J］. 郑州大学学报（哲学社会科学版），2007，（6）：28 – 32.

［283］ 任乐. 公路客运交通价格的制定与管理——从"交通运输价格成为

价格举报热点"谈起 [J]. 价格理论与实践，2007，（5）：45 – 46.

[284] 王忠. 大数据时代个人数据隐私泄露举报机制研究 [J]. 情报杂志，2016，35（3）：165 – 168，179.

[285] 邓小兵，刘晓思. 中英网络治理的行业自律比较研究 [J]. 甘肃行政学院学报，2017，（5）：114 – 125，128.

[286] 许玉镇. 网络治理中的行业自律机制嵌入价值与推进路径 [J]. 吉林大学社会科学学报，2018，58（3）：117 – 125，206.

[287] 李东荣. 互联网金融：行业自律与规范发展 [J]. 南方金融，2016，（7）：3 – 4.

[288] 李东荣. 互联网金融行业自律任重道远 [J]. 中国金融，2018，（8）：9 – 11.

[289] 韩鹏. 旅游食品安全治理中行业自律的路径维度 [J]. 食品与机械，2019，35（9）：107 – 110.

[290] 鲁篱，马力路遥. 食品安全治理行业自律失范的检视与改革进路 [J]. 财经科学，2017，（3）：123 – 132.

[291] LYON T P, MAXWELL J W, HACKETT S C. Self-regulation and social welfare：the political economy of corporate environmentalism [J]. Journal of Law and Economics, 2000, 43（2）：583 – 617.

[292] WOTRUBA T R. Industry self-regulation：a review and extension to a global setting [J]. Journal of Public Policy & Marketing, 16（1）：38 – 54.

后　记

　　书稿即将付梓，既感到高兴，又难抑紧张。高兴，是因为两年来的辛劳终于告一段落；紧张，是因为总觉得书稿仍有提升的空间，担心让读者失望。然而，毕竟只有公开出版和发行，才能让更多人读到这部书，也才可能得到更多有价值的反馈。虽然我们从事大数据与隐私规制研究的时间较长，并且聚焦健康大数据，但从事相关研究和写作本书仍然是很大的挑战。健康大数据有较高的行业门槛，需要大量的专业知识，越是研究越是觉得知识结构有所欠缺。在此过程中，笔者得到了大量专业人士的指导和帮助。因此，借后记表达谢意。

　　首先感谢国家社会科学基金的资助。虽然申报之时已形成初稿，但没有基金的资助，难以在后期开展大量的问卷调查和访谈调研，以使研究的基础资料更为丰富和翔实。

　　研究期间项目负责人从北京市社会科学院调到广东工业大学，感谢两家单位提供的平台和支持。

　　感谢田利源博士。项目申报时，他也是课题组成员。由于工作繁忙，他未能参与书稿撰写工作。但是，在书稿构思、调研对象联络、书稿审校过程中，田博士做了大量的工作。

　　感谢匿名评审专家。五位评审专家提出了大量的意见，涉及谋篇布局、抽样情况、遣词造句乃至参考文献。这些意见为我们后期完善书稿提供了指导。

　　在研究过程中，我们咨询了政府、科研机构、行业协会、产业界数十位专家，参与问卷调查的有五百多人，在此不便一一列出，限于篇幅，特别感谢国家卫生健康委员会统计信息中心徐向东处长、光明日报陈海波、亿欧智库的向雪和武单单、易观智库的陈乔姗、战略支援部队特色医学中心（原解放军第306医院）的杨志峰大夫等专家，感谢大家给书稿提出了大量的宝贵建议。

　　感谢社会科学文献出版社的恽薇社长和陈凤玲编辑，是恽薇社长的鼓励和指导敦促我们申报了国家社会科学基金后期资助项目。陈编辑认真负责，对书稿严格把关，为本书出版做了大量的工作。

最后，感谢周宏仁主任给本书作序并提出了许多宝贵的建议，使得本书增色不少，也给未来的研究指明了方向。

书中如有不足之处，恳请读者不吝赐教。

王忠　钟瑛

2020 年 12 月 30 日

图书在版编目（CIP）数据

健康大数据产业发展与隐私规制 / 王忠，钟瑛著
. -- 北京：社会科学文献出版社，2021.3
国家社科基金后期资助项目
ISBN 978 - 7 - 5201 - 7755 - 9

Ⅰ.①健⋯ Ⅱ.①王⋯ ②钟⋯ Ⅲ.①医疗保健事业
- 数据处理 - 研究 - 中国 Ⅳ.①R199.2

中国版本图书馆 CIP 数据核字（2021）第 038529 号

国家社科基金后期资助项目
健康大数据产业发展与隐私规制

著　　者／王　忠　钟　瑛

出 版 人／王利民
组稿编辑／恽　薇
责任编辑／陈凤玲

出　　版／社会科学文献出版社·经济与管理分社（010）59367226
　　　　　　地址：北京市北三环中路甲 29 号院华龙大厦　邮编：100029
　　　　　　网址：www. ssap. com. cn
发　　行／市场营销中心（010）59367081　59367083
印　　装／三河市龙林印务有限公司

规　　格／开本：787mm × 1092mm　1/16
　　　　　　印张：17.75　字数：276 千字
版　　次／2021 年 3 月第 1 版　2021 年 3 月第 1 次印刷
书　　号／ISBN 978 - 7 - 5201 - 7755 - 9
定　　价／98.00 元